U0212345

探秘系列中药科普丛书

中国药学会、中国食品药品检定研究院 组织编写

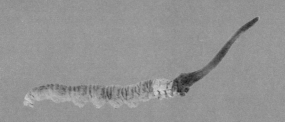

探秘
冬虫夏草

马双成 总主编
王淑红 康帅 主编

人民卫生出版社
·北京·

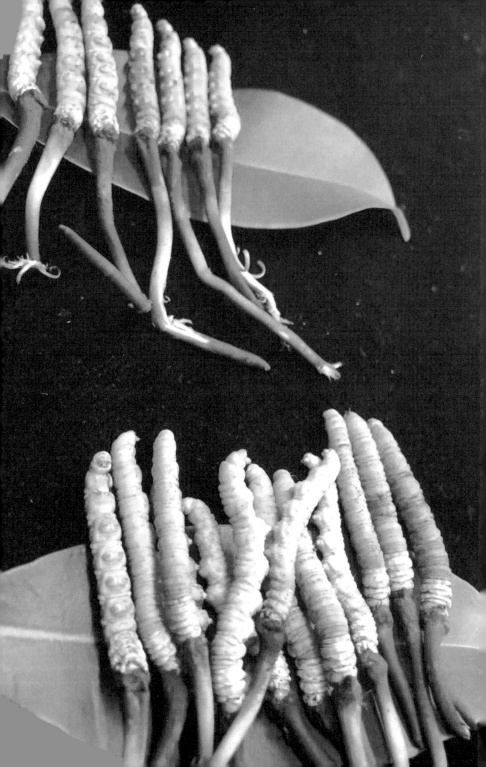

冬虫夏草

福

前节色浅是常落，中腹四对尾对缩

背纹一宽三窄显，子座头前顶出额。

戚熟低规座尖凸，孢子囊壳半埋多。

子座虫体肉菌盈，顶端凸尖无它继。

栽培虫草质轻泡，子座细小味淡薄。

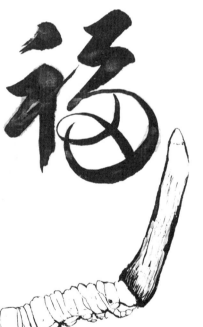

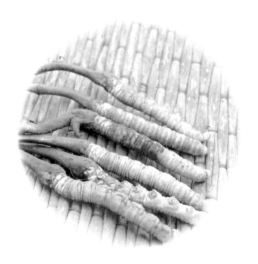

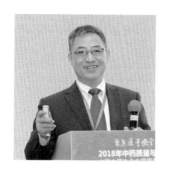

马双成，博士，研究员，博士研究生导师。现任中国食品药品检定研究院中药民族药检定所所长、中药民族药检定首席专家，世界卫生组织（WHO）传统医药合作中心主任，国家药品监督管理局中药质量研究与评价重点实验室主任，《药物分析杂志》执行主编，国家科技部重点领域创新团队"中药质量与安全标准研究创新团队"负责人。先后主持"重大新药创制"专项、国家科技支撑计划、国家自然科学基金等 30 余项科研课题的研究工作。发表学术论文 380 余篇，其中 SCI 论文 100 余篇。主编著作 17 部，参编著作 16 部。2008 年享受国务院政府特殊津贴；2009 年获中国药学发展奖杰出青年学者奖（中药）；2012 年获中国药学发展奖食品药品质量检测技术奖突出成就奖；2013 年获第十四届吴阶平 - 保罗·杨森医学药学奖。2014 年入选"国家百千万人才工程"，并被授予"有突出贡献中青年专家"荣誉称号。2016 年入选第二批国家"万人计划"科技创新领军人才人选名单。2019 年第四届中国药学会 - 以岭生物医药创新奖。2020 年获中国药学会最美科技工作者荣誉称号。

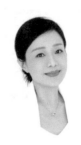

　　王淑红，硕士，主任中药师，硕士生导师，享受深圳市政府特殊津贴人员。现任深圳市药品检验研究院中药室主任，同时担任中国中药协会中药数字化专业委员会主任委员、中国药学会药物分析专业委员会委员、《药物分析杂志》编委、中国药学会"科学用药，科普扶贫"专家、广东省药品监督管理局审评专家、广东省食品药品监督管理局 GMP检查员。主要从事中药质量控制及安全性评价工作。曾获中国药学会科学技术奖三等奖、深圳市科学技术标准奖、深圳市五一巾帼标兵岗、深圳市优秀药师。主持参与制定国际标准、国家标准共 77 项，主持参加国家"十一五""十二五"重大新药创制专项、广东省科技计划项目、深港创新圈等的各级课题共 44 项，申请国家专利 13 项（已授权 8 项），作品著作权及软件著作权 5 项。发表国内外核心期刊学术论文53 篇；参编论著 8 部；作为深圳市中药领域学科带头人，多次受邀参加国内学术交流并作大会报告，并多次受邀赴德国、荷兰、日本进行学术交流。

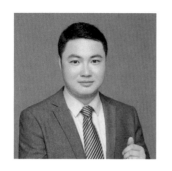

　　康帅，中国食品药品检定研究院副研究员，同时兼任中国中药协会中药数字化专业委员会秘书长。主要从事中药标本馆、中药鉴定、本草文献、中药数字化等方面的研究与工作。组织开展中国食品药品检定研究院中药民族药数字标本平台示范建设，参加国家重大科技专项、国家自然科学基金、国家中医药管理局、青海省科技厅以及香港卫生署等多项科研任务。发表论文40余篇，参加编写专著5部。

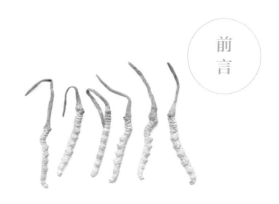

2016 年 12 月，国务院发表了《中国的中医药》白皮书，中医药的发展被提升到国家战略层面。党的十八大以来，以习近平总书记为核心的党中央高度重视中华优秀传统医药文化的传承发展，明确提出"着力推动中医药振兴发展"，并从国家战略的高度对中医药发展进行全面谋划和系统部署，明确了新形势下发展中医药事业的指导思想和目标任务，为推动中医药振兴发展指明了方向。2019 年 10 月 25 日，习近平总书记对中医药工作作出重要指示，强调要传承精华、守正创新，为建设健康中国贡献力量。2019 年 10 月 26 日发布的《中共中央国务院关于促进中医药传承创新发展的意见》深刻阐述了中医药发展的总体思路，系统地回答了中医药传承创新发展的若干关键问题，为中医药发展"把脉""开方"，更为新时代传承创新发展中医药事业指明了方向。

　　2019 年 7 月，《健康中国行动（2019—2030 年）》正式发布，提出了 15 项重大行动，其中第一项"健康知识普及行动"旨在帮助每个人学习、了解、掌握有关预防疾病、早期发现、紧急救援、及时就医、合理用药等维护健康的知识与技能，增强自我主动健康意识，不断提高健康管理能力。健康是民生之本，提高全民健康水平，关系到亿万人民群众的幸福安康。随着我国社会经济的发展，人民的生活和文化水平不断提高，人民对健康的渴求也越来越强烈。作为防病治病的重要武器，药物是一把双刃剑。正确使用药物，可以预防和治疗疾病；而用药不当，不仅增加了患者的痛苦和医疗成本，严重者还可能导致其他疾病。教育公众了解一些用药的基本常识，可以增强公众安全用药的意识，使其形成良好的用药习惯，这是非常重要也是十分必要的。

　　冬虫夏草是一味名贵中药材，因其来源"神秘"、功效特殊、价格昂贵而备受人们关注。为此，我们编写了这本《探秘冬虫夏草》科普图书。本书由权威专家编写，从"源""品""用"三方面全方位地介绍冬虫夏草这一传统中药的历史渊源、质量保障、合理使用等知识。在对公众进行宣传教育时，本书可作为基础的科普蓝本。

本书在编撰过程中，得到了中国药学会领导的关怀和指导，及有关药学专家的热诚帮助，谨致以衷心的感谢！并向为本书的撰稿、编校、出版工作付出辛勤劳动的同志们致以深深的谢意！希望本书能成为促进广大公众健康生活、快乐生活的好帮手！

本书编写过程中倾注了全体编者的心血，编者们对编写条目反复论证，对文字多次校对，以确保所述内容科学严谨而又朴实易懂。但由于水平有限，难免有诸多不足之处，欢迎广大读者批评指正。

编者

2020 年 7 月

目录

第一章

冬虫夏草之
源

第二章

冬虫夏草之品

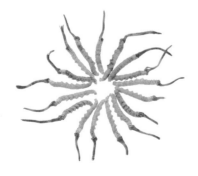

第三章

冬虫夏草之用

冬虫夏草之源

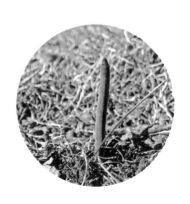

冬虫夏草俗称"虫草"，它形态奇特，似虫似草，却又非虫非草，颇为神秘奇妙；它远离尘世纷扰，生于高山之巅，与蓝天、白云、青草作伴，仿佛是青藏高原上蓝天、白云、雪山、草地经过千古演化，孕育而生的世外精灵；它成形困难，资源稀少，价比黄金，是世人眼中的珍品；它补益全面，治诸虚百损，且药性温和，老少病虚者皆宜使用。如此种种，都给冬虫夏草增添了一抹神秘的色彩。为揭开冬虫夏草的神秘面纱，历代医、药学家们不辞辛劳、跋山涉水，来到人迹罕至的雪域之巅，在恶劣的自然条件下实地考察、潜心钻研，终于揭开了冬虫夏草的身世之谜。

第一节 冬虫夏草的传说

很多人对冬虫夏草的印象，或许还停留在药店专柜橱窗里那些扎成小捆的土黄色的虫体，无论从药名还是它的外观性状，冬虫夏草总是带给人们一种神秘的气息。也许大家会不禁好奇：冬虫夏草是从何而来？为什么只生长于人迹罕至的雪域高原？其实，历代文人墨客和民间人士也多钟情于此物，我们可以从他们笔墨间不经意流淌出的趣事传说里探寻出这些问题的答案。

一、夏草跋涉寻圣药，偶遇冬虫成奇缘

相传在很久以前，西藏（现西藏自治区）北部高原上住着一位名叫夏草的姑娘，她同患有眼疾的阿妈和尚未懂事的妹妹生活在一起，母女三人相依为命，靠放牧维持着生计。随着时间的推移，小夏草长大了，成了远近闻名的漂亮姑娘，上门求婚说媒者络绎不绝。但阿妈的病始终是她最牵挂的事情，只有等医治好阿妈的病、阿妹长大成人后，她才愿意嫁人。这天晚上，夏草给阿妈唱完歌后进入了梦乡，在梦里，山神告诉夏草：只要翻过眼前的大雪山，再走上三天就会见到一个村子，那里有人可以帮助阿妈治病。

第二天，夏草备好了十天的干粮，她决定独自前行为阿妈寻找治病的方法，于是便牵着马出发向着远处的雪山走去。时间一天天地过去了，夏草翻过了一座又一座荒无人烟的雪山，筋疲力尽，干粮也吃光了，可还是没有见到一个人，终于饿昏在草地上。等她醒来时，发现身边坐着一位英俊的小伙子。经交谈，夏草了解到这个小伙子名叫冬虫，是"梅邦山"下"健康国"的人，那里的人个个都非常健康，许多人都能活到120岁，甚至还有150岁高龄的老人。夏草很纳闷地问："这些百岁老人为什么能够如此长寿？"冬虫回答道："山神赐给我们健康国一种圣药，我们称它'长角的虫子'。"夏草恍然大悟，这应该就是梦中山神所说的地

方，治愈阿妈的疾病似乎有了希望。

冬虫带着夏草来到了"健康国"，这是一片温暖如春、繁花似锦、雪山环抱的绿色盆地，简直是个世外桃源。善良的"健康国"人民热情款待了夏草，并送给她一袋圣药——"长角的虫子"。夏草十分感动，在冬虫的陪伴下依依不舍地告别了"健康国"，回到了阿妈的身边。夏草每日用二十根"长角的虫子"炖羊肉，一天分两次喂阿妈吃，一周后阿妈的病好转了；三个月后，阿妈长出了乌黑的头发；第二年的春天，阿妈的眼睛忽然亮了，她终于看见了自己的女儿。

看到夏草阿妈的眼睛痊愈了，冬虫也思念起了身在"健康国"的家人，他决定回家探望。但是夏草早已对冬虫萌生了爱慕之情，坚持要求送他一段路程。可是夏草和冬虫翻过了一座座雪山，却怎么也找不到"健康国"的影子。曾经熟悉的地方已经成为一席平地。伤心欲绝的冬虫抱着夏草痛哭，夏草隐约感觉到这件事可能跟山神托梦和自己拿走"长角的虫子"有关，内心非常愧疚，也不禁流下了眼泪。

与此同时，在夏草的老家，阿妈一直等待着夏草回来，一天、两天、一个月、两个月……始终没有夏草的消息，心急的阿妈决定去寻找自己的女儿。翻过了一座又一座雪山，阿妈来到了"梅邦山"下，眼前绿草如茵，却不见人烟，只有风吹草动的声音。忽然，她看到一种熟悉的东西，就是

"长角的虫子"。阿妈似乎一下子明白了一切。她相信冬虫和夏草一定在这里，那"长角的虫子"就是冬虫和夏草的化身。

有诗云："春华向往着秋实，冬虫思恋着夏草"。古老的传说里传达的不仅是虫草的神奇疗效，其中还蕴含着中国人尊敬父母长辈的传统孝道文化，以及人民对健康生活的不懈追逐与向往。

二、女皇误判好御厨，虫草巧用传民间

相传在公元 690 年，武则天登上皇位后日渐操劳，到晚年体衰多病、咳嗽不止，稍感风寒则病情加重。特别是在寒风凛冽的冬天，几乎不敢轻易迈出寝宫。太医用尽各种名贵奇珍药材，却仍是不见好转。

御膳房有位康师傅是西部人士，他记得在家乡时，老年人用一种神奇的食物"虫草"来炖鸡以滋补身体，便想着给武则天做一道试试看。不过鸡是"发物"（中医认为，"发物"是易诱发或加重某些疾病的食物，常见的有虾、蟹、韭菜等），可能会引起旧病复发，于是康师傅改用鸭子取而代之。鸭子炖好后，康师傅满怀期待地端给武则天品尝。不料武则天见汤里有黑乎乎的似虫似草的奇怪东西，疑惑不解，以为康师傅要谋害她，欲以谋杀罪处之，但念其跟随自己多

年，以往也没有过失，便只是将其打入大牢，没有当即问斩。

同在御膳房做事的李师傅是康师傅的同乡好友，得知康师傅的遭遇后，便设法帮助朋友脱困。他知道，如果直接为好友求情，只能使女皇增加疑虑，不但救不出好友，甚至还会搭上自己的性命。于是想，只有用"虫草"治好女皇的病，才能真正还好友的清白。但怎样才能使女皇看不见那黑乎乎的东西呢？他思来想去，终于想出一个好办法——他扒开鸭子的嘴，将二十根"虫草"塞进鸭肚里，再将其放进锅里炖熟。武则天吃了以后，觉得这道炖鸭唇齿留香，别有风味。此后便每日喝两盅这道鸭汤。一个多月后，武则天的气色好转，也不再咳嗽了。

一天，武则天心情愉悦，邀请监察御史吃饭。李师傅照例端上了"虫草"炖鸭汤，武则天说："我的身体恢复得很好，就得益于这道汤了。"监察御史尝了一勺，果然味道极佳。席间，武则天问监察御史如何处理康师傅谋杀案，这时李师傅斗胆抢说了几句话："康师傅炖的鸭汤里黑乎乎的东西其实是'虫草'。康师傅之所以这样做，全是为了给您补身子……"。

李师傅现身说法，把制作"虫草"炖鸭汤的整个过程，原原本本地向武则天和监察御史做了讲述之后，从鸭肚子里取出了黑乎乎的"虫草"。武则天见此情景，感动不已，马上吩咐把康师傅无罪释放。从此，虫草全鸭汤成了御膳房的一道名菜，后来传到民间，千百年来，盛行不衰。

然而，这虽是传说，却依旧给我们留下了许多疑问。难道早在唐代，人们就已经开始使用"虫草"了吗？故事中的"虫草"是否就是我们现在所说的冬虫夏草？冬虫夏草是从何时开始有药用记载的？古人又是如何认识冬虫夏草的？我们尝试从古代文献资料中找寻答案。

三、冬虫夏草的神秘面纱

据考证，有关冬虫夏草最早的藏文记载出自公元八世纪中期成书的藏医药典籍《月王药诊》，但书中只简单地记载了其能治疗肺部疾病。到公元十五世纪，藏医南方学派创始人宿喀·年姆尼多吉在《藏医千万舍利》一书中对冬虫夏草进行了详细介绍。书中称"夏草冬虫"生长在被草的山坡上，在夏天是一种长在蠕虫身上的草，形似野山蒜的叶，花像莎草，至秋末则根的形状如小茴香种子。但由于受地理环境限制，直至清代，随着我国历史上民族大融合达到一个高峰，西南边陲得以被开发，冬虫夏草这一传奇药材才能够在中原广为流传。故冬虫夏草之名出现在中医药典籍中相对晚了很多，直至 1733 年清代雍正时期《四川通志》卷二十一

"西域"篇"里塘[1]"之"物产"部分录有"冬虫夏草"。随后，1757年吴仪洛编著的《本草从新》、1765年赵学敏编著的《本草纲目拾遗》均对冬虫夏草进行了详细的记载和描述，为中医药人所熟知，全速推动了冬虫夏草的传播。

赵学敏按照古代阴阳化生的理论，对冬虫夏草的神奇转变解释为："物之变化，必由阴阳相激而成，阴静阳动，至理也。然阳中有阴，阴中有阳，所谓一阴一阳，互为其根。如无情[2]化有情[3]，乃阴乘阳气；有情化无情，乃阳乘阴气。故皆一变而不返本形……夏草冬虫，乃感阴阳二气而生，夏至一阴生，故静而为草，冬至一阳生，故动而为虫。辗转循运，非若腐草为萤、陈麦化蝶，感湿热之气者可比。"赵学敏认为，冬虫夏草是感受了阴阳两种地气才得以生长的。夏天阴气渐长，其性变得安静就成为草。冬天阳气生发，其性由静变动，则转换成虫。循环往复，使冬虫夏草一代代繁衍下去。而冬虫夏草入药之所以能治疗各种虚弱损伤，正是由于它得到了阴阳两种地气的缘故。

在名著《红楼梦》第五十回"芦雪庵争联即景诗，暖香

---

[1] 土司名。清康熙五十七年（1718年）置宣抚司。今四川省甘孜藏族自治州理塘县一带。

[2] 即无生命之物。

[3] 即有生命之物。

坞雅制春灯谜"中有这样一段小故事：大伙儿在玩猜灯谜游戏时，李纨出了一个与冬虫夏草有关的灯谜。李纨道："绮儿的是个'萤'字，打一个字。"众人猜了半日，宝琴笑道："这个意思却深，不知可是花草的'花'字？"李绮笑道："恰是了。"众人道："萤与花何干？"黛玉笑道："妙得很！萤可不是草化的？"众人会意，都笑了说"好"！

这个灯谜，谜面是"花"字，谜底是"萤"，将"花"字拆开，确是艹（草字头）和化。而腐草化萤的说法，在典籍中早有记载，也就是古代的"化生说"，语出《逸周书·时训解》："大暑之日，腐草化为萤。"《礼记·月令第六》："季夏之月，温风始至，蟋蟀居壁，鹰乃学习，腐草为萤。"盛夏时节，天气变得闷热，土地也渐为潮湿，一切自然环境条件都刚刚好，萤火虫卵化而出，但由于虫卵太小，古人未能发觉，以为萤火虫乃腐草所变。这种现象后来在道教思想中被作为"气变"的例证。葛洪《抱朴子·论仙》说："若谓受气皆有一定，则雉[1]之为蜃[2]，雀之为蛤[3]，壤虫[4]假翼，川蛙

---

[1] 一种鸟，也叫野鸡。

[2] shèn，中国神话传说的一种海怪，形似大牡蛎（一说是水龙）。《说文》：雉入海化为蜃。

[3] gé，即蛤蜊。

[4] 即蠰虫。一说，幼虫。

翻飞，水蛎为蛉[1]，荇苓为蛆，田鼠为鴽[2]，腐草为萤，鼍[3]之为虎，蛇之为龙，皆不然乎？"东晋著名的文字家干宝所著的《搜神记》也说道："天有五气，万物化成……故腐草之为萤也，朽苇之为蛬[4]也，稻之为蚚[5]也，麦之为蝴蝶也……此自无知化为有知，而气易也。"大观园中的姑娘们，受古人思想影响，对腐草化萤的说法自然不会怀疑其真实性，尽管谁也没有亲眼看到过这种神奇的变化。

蒲松龄在《聊斋志异外集》也形象地描述道："冬虫夏草名符实，变化生成一气通，一物竟能兼动植，世间物理信难穷"。道光年间，济南人王倍句曾宦游于蜀地，谙熟四川风土物产，在其《听雨楼随笔》中就有两篇咏冬虫夏草传奇的诗作："居然小草宿根存，蠕动还能返本原。自有真机随变化，炎凉总不负天恩。""何形毕竟是真形，为草为虫化未停。那似流萤终天没，春风原上不重青。"清代陈镛在《樗散轩丛谈》中也提道："虫性忍寒，故冬月则到处蜿蜒，夏日即缩身入土，虫腹精液，即化绿草，而从尾出。"

---

[1] 螟蛉，一种绿色小虫，螟蛉蛾的幼虫。

[2] rú，古书上指鹌鹑类的小鸟。

[3] tuó，指一种爬行动物，亦称"扬子鳄"。

[4] qióng，同"蛩"，蟋蟀。

[5] jiā，米中的小黑虫。

从古代文献中对冬虫夏草的记载可以看出，古人对冬虫夏草形态和生活史的解释多带有想象的成分。藏文文献认为它是长在蠕虫身体上的草，而汉文文献则基本都认为冬虫夏草是相互联系的两种生物。这些记载、传说、故事都赋予了冬虫夏草神秘感，同时也在引导着后人不断去探索求真。

第二节　冬虫夏草的产地

冬虫夏草对生长环境的要求十分严苛，从古至今一直产自青海省、西藏自治区、四川省、云南省、甘肃省等地海拔3 500~5 000 米的高山草甸。冬虫夏草的野外生长环境呈现高海拔、气温变化显著、湿度较高、土壤疏松偏酸性等特点，环境条件相对恶劣，生长在该环境下的植被原始性和脆弱性十分突出，也只有少数生命力顽强的生物才能在这种环境下生存。

一、冬虫夏草的野外生长环境

古代医药典籍中，吴仪洛所著《本草从新》（1757 年）对冬虫夏草有比较系统的记载，称其"冬在土中，身活如老蚕，有毛能动，至夏则毛出土上，连身俱化为草，若不取，至冬则复化为虫"；藏医著作《藏医千万舍利》（十五世纪）对冬虫夏草也有记载："生于高寒山区草丛，夏季变为草，冬季地下部分变为虫，花状如阿娃花，秋末地上部分状如茴香。"这些活灵活现的记载都将我们带到了它的生长地——有"世界屋脊"之称的青藏高原。青藏高原南起喜马拉雅山脉南缘，北至昆仑山、阿尔金山和祁连山北缘，西部为帕米尔高原和喀喇昆仑山脉，东部及东北部与秦岭山脉西段和黄土高原相接，在我国包括西藏自治区全部和青海省、四川省、云南省、新疆维吾尔自治区、甘肃省的部分地区，冬虫夏草就是在青藏高原上的几个适宜其生长的区域被采挖后运往各地的。

青藏高原上的西藏自治区那曲市和青海省玉树藏族自治州地理位置相邻，自然环境与气候也比较接近，正好位于青藏高原的腹地——三江源地区。该区域海拔 4 100 ~ 5 000 米的高山峡谷、高原宽谷和高山顶部是冬虫夏草生长的主要地貌。冬虫夏草主要分布在上述地貌的高山草甸、高寒灌丛草甸、高山草原等植被类型中。周围的植物种类包括矮生嵩草 [*Kobresia humilis* (C. A. Mey ex Trautv.) Serg.]、圆穗蓼（*Polygonum macrophyllum* D. Don）、头花蓼（*Polygonum capitatum* Buch.-Ham. ex D. Don）、珠芽蓼（*Polygonum viviparum* L.）、小大黄（*Rheum pumilum* Maxim.)、青藏薹草（*Carex moorcroftii* Falc. ex Boott）、多鞘早熟禾（*Poa polycolea* Stapf）等。该地区昼夜温度变化较剧烈（当日平均气温在

0～5℃时，夜间常降至－7～－2℃，白天日光直射下土表温度可高达20～35℃），有明显的周期性冻融特点，降水量较充足，大气相对湿度较大，土壤呈颗粒状而不板结，对水分的通透性和排水性较高，大多呈酸性，这些气候和

冬虫夏草的
生长环境

土壤条件都非常适合冬虫夏草的生长，是其最主要的产区。

四川省甘孜藏族自治州、阿坝藏族羌族自治州为川西北高原，冬虫夏草主要分布在海拔3 200～4 700米的禾草草甸、莎草草甸以及零星小灌木的植被类型中。周围的植物种类包括头花蓼（*Polygonum capitatum* Buch.-Ham. ex D. Don）、珠芽蓼（*Polygonum viviparum* L.）、川贝母（*Fritillaria cirrhosa* D. Don）、小大黄（*Rheum pumilum* Maxim.）、康定乌头（*Aconitum tatsienense* Finet et Gagnep.）等。该地区气候多变，晴雨不定，相对湿度基本在70%以上，土壤质地普遍疏松、粗糙。

云南省西北部高原上的丽江市、迪庆藏族自治州德钦县等地也有冬虫夏草分布，为海拔3 800～4 700米高山草甸植被区，冬虫夏草周围的植物种类包括珠芽蓼（*Polygonum viviparum* L.）、圆穗蓼（*Polygonum macrophyllum* D. Don）、云南黄耆（*Astragalus yunnanensis* Franch.）、小大黄（*Rheum pumilum* Maxim.）、西藏嵩草（*Kobresia tibetica* Maxim.）等。

该地区温度适宜，湿度 80% 以上，高山草甸土壤中分布着较多的冬虫夏草。

甘肃省青藏高原东北缘的甘南藏族自治州、临夏回族自治州，在海拔 3 500～4 200 米的高山、亚高山地带也有冬虫夏草分布（图 1-1）。其植被类型为亚高山草甸，植物种类包括矮生嵩草 [*Kobresia humilis* (C. A. Mey ex Trautv.) Serg.]、线叶嵩草 [*Kobresia capillifolia* (Decne.) C. B. Clarke]、圆穗蓼（*Polygonum macrophyllum* D. Don）、珠芽蓼（*Polygonum viviparum* L.）等，并主要分布在土壤疏松、排水良好的区域。

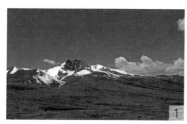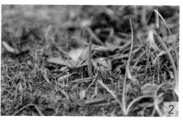

1. 远景；2. 近景。

图 1-1　冬虫夏草的野外生长环境

二、冬虫夏草的适生区域

流传于西藏自治区、青海省等地传统藏族人民聚居区的藏医药典籍《月王药诊》（梵文名《索玛拉扎》、藏文名《门杰代维给布》，成书于公元八世纪初）、《藏医千万舍利》（十五世纪）、中原地区清代的《四川通志》（1733 年）、《本草从新》（1757 年）、《本草纲目拾遗》（1765 年）等都对冬虫夏草的产地有所记载。

现代对冬虫夏草的产地分布进行调查，结果表明其主要分布在中国、不丹、缅甸、尼泊尔、印度 5 个国家。其中，我国占全球冬虫夏草分布面积的 90% 以上，是冬虫夏草最主要的产出国。而我国冬虫夏草生长的省份主要包括西藏自治区（那曲、昌都、林芝、山南等地）、青海省（玉树、果洛、黄南等州）、四川省（甘孜、阿坝等州）、云南省（迪庆、丽江、大理等地）、甘肃省（甘南、临夏、陇南等地）等。

（一）西藏自治区

整个西藏自治区均在青藏高原上，面积约 120.22 万平方千米，全区 56% 以上的县分布有野生冬虫夏草，是冬虫夏草分布最广的省份，并以那曲、昌都和林芝的冬虫夏草最为人们所熟知。

1. 那曲地区 那曲地区位于西藏自治区北部，总面积 39.55 万平方千米，属青藏高原中心地带。地处唐古拉山脉、念青唐古拉山脉和冈底斯山脉之间，整个地势呈西北高东南低的倾斜状，平均海拔 4 500 米以上；气候由于受西风环流和西南季风的影响，加之太阳辐射和下垫面等因素的综合作用，具有太阳辐射强、日照丰富、气温较低、日温差较大、年温差小、降水集中等特点；其草原是野生动植物的天堂，也是著名的那曲虫草产地。

调查发现，冬虫夏草主要分布于巴青县的岗切、马如、阿秀、本塔、贡日、荣青、满塔、高口、拉西、扎色等乡镇；索县的亚拉、亚安、永纳、若拉、荣布、嘎木、江达、赤多、加勒、嘎美等乡镇；比如县的白嘎、央秀、香曲、良曲、察曲、恰则、布龙、扎拉、大塘等乡镇；嘉黎县的阿扎、鸽群、桑前等乡镇；色尼区的古露、达萨等乡镇；聂荣县的索雄、白雄、果雄等乡镇。其中巴青县、索县、比如县三地的冬虫夏草产量高、质量好。

2. 昌都地区 昌都地区位于西藏东部，总面积 10.86 万平方千米。东与四川省相望，东南面与云南省接壤，西南面与西藏林芝市毗邻，西北与西藏那曲市相连，北面与青海省交界，西望西藏自治区首府拉萨市。由于受南北平行峡谷及中低纬度地理位置等因素的影响，具有垂直分布明显和区域性差异大的特点，日照充足，太阳辐射强，日温差大，年温差小，其地理位置和气候均适合冬虫夏草生长。昌都地区的冬虫夏草主要产地有卡若区、贡觉县、八宿县、边坝县、洛隆县、江达县、类乌齐县、丁青县、察雅县等。

（二）青海省

青海省雄踞"世界屋脊"青藏高原的东北部，面积约72.23万平方千米，是我国冬虫夏草产量最大的一个省份。据调查，青海省冬虫夏草的产量约占我国总产量的60%，是我国冬虫夏草的量高质优的产区之一。青海省所产冬虫夏草主要分为玉树虫草、果洛虫草、黄南虫草，分别分布在玉树藏族自治州、果洛藏族自治州、黄南藏族自治州等地区。

1. 玉树藏族自治州　玉树藏族自治州（简称玉树州）位于青藏高原腹地三江源地区，是我国最优质冬虫夏草的产区之一，有着"中国虫草看玉树"的美誉。境内平均海拔在4 200米以上，地形以山地高原为主，通天河、扎曲河、巴曲河在境内流过。气候属高原高寒气候，全年无四季之分，只有冷暖两季之别，冷季长达7～8个月，暖季只有4～5个月。年均温2.9℃，年降水量487mm，为冬虫夏草的生长提供了极为良好的自然条件。

玉树州下辖一市五县，境内都有冬虫夏草分布，分布较广、产量较大的有玉树市（县级市）、称多县、治多县和杂多县。其中，玉树市的重要产区有小苏莽乡、安冲乡、上拉秀乡、下拉秀乡、隆宝镇；称多县的重要产区有尕朵乡和称文镇；治多县的重要产区有当江乡和立新乡；杂多县的重要产区有苏鲁乡、结多乡、萨呼腾镇和昂赛乡。

2. 果洛藏族自治州 果洛藏族自治州（简称果洛州）位于青海省的东南部，总面积7.8万平方千米，地处青藏高原腹地，位于巴颜喀拉山脉和阿尼玛卿山脉之间，为黄河源头。东与四川省、甘肃省两省相连，北与青海省海西州、海南州两州相邻，西接玉树州，平均海拔4 200米以上。果洛州海拔高，易受北方和西北方的寒流影响，具有显著的高寒缺氧、气温低、光辐射强、昼夜温差大等典型的高原大陆性气候特点，适合冬虫夏草生长。

该州的冬虫夏草集中分布于阿尼玛卿雪山为中心的周边地区，包括玛沁县的雪山、东倾沟、大武、当洛、当项、拉加等乡镇；甘德县的青珍、江千、下藏科、上贡麻等乡；达日县的建设、桑日麻等乡；班玛县的达卡、吉卡等乡；久治县多集中分布于年保玉则峰周边地区。

3. 黄南藏族自治州 黄南藏族自治州（简称黄南州）位于青海省东南部，地处"九曲黄河第一弯"，总面积1.8万平方千米，地势南高北低，南部属于青南牧区，平均海拔在3 500米以上，气候高寒，北部海拔在1 900～4 118米之间，气候复杂。该州的冬虫夏草主要集中在泽库县的麦秀镇、多禾茂乡、王家乡、泽曲镇、宁秀乡等地；河南蒙古族自治县的柯生乡、优干宁镇、多松乡、塞尔龙乡等地；同仁县的多哇乡、兰采乡、瓜什则乡、曲库乎乡等地。

（三）四川、云南、甘肃等省

清代吴仪洛所著的《本草从新》（1757年）称冬虫夏草"四川嘉定府所产者最佳，云南贵州所出者次之"，书中提到了冬虫夏草来源于四川、云南、贵州三省，却未提及现在的主要产地青海省和西藏自治区，笔者推测可能是受地域所限，青藏高原的天然屏障作用使得该地区古代交通极不便利，导致青海省、西藏自治区等地所产的冬虫夏草需要从四川省、云南省等集散地流入中原，古人误将四川省、云南省、贵州省等与中原经济、文化交流频繁的地区当作冬虫夏草产区。

1. 四川省　四川省的冬虫夏草主要分布在川西高原上，其处于四川省西北部、青藏高原东南缘，为我国地形的第一、二级阶梯之间位置，海拔3 000米以上的高地面积占总土地面积的90%以上，主要气候类型属青藏高原山地气候，一些地区也适合冬虫夏草的生长，主要包括甘孜、阿坝、凉山、雅安、绵阳、德阳、乐山等地区，其中甘孜、阿坝是主产区。

甘孜藏族自治州（简称甘孜州）地处四川盆地西缘山地向青藏高原过渡地带，属于青藏高原东部边缘地区，气候类型与青藏高原其他地区类似，比较适合冬虫夏草生长。甘孜州境内冬虫夏草的产地有康定市、石渠县、理塘县、白玉县、德格县、色达县、巴塘县、新龙县、雅江县。

阿坝藏族羌族自治州（简称阿坝州）是四川省又一个冬虫夏草主要产地，地处青藏高原东南缘，横断山脉北端与川西北高山峡谷的结合部，地貌以高原和高山峡谷为主。全年气温较低，雨水充足，适合冬虫夏草生长。阿坝州境内冬虫夏草的产地有马尔康市、红原县、汶川县、阿坝县、理县、若尔盖县、黑水县、松潘县、壤塘县、茂县。

2. 云南省　云南省西北部为横断山脉地段，海拔3 500～4 500米，地处怒江、澜沧江、金沙江三江并流流域，气候属寒温带山地季风性气候。随着海拔的升高，气温降低，降水增大，大部分地区四季不分明，冬季长夏季短，天气多变，也适宜冬虫夏草生长。冬虫夏草主要分布于迪庆州香格里拉北部滇川交界地区，境内的香格里拉东旺乡和德钦梅里雪山、白马雪山（德钦县羊拉乡）是冬虫夏草的三个重要产区。

3. 甘肃省　甘肃省南部海拔3 500～4 200米的亚高山地带及高山地带，地处青藏高原东北缘，山峰重叠、沟谷纵横。在此区域内，碌曲县李恰如牧场、尕海镇，玛曲县大水军牧场、尼玛镇、欧拉秀玛乡、阿万仓镇分布最多；其次，夏河县的科才镇、桑科镇等地分布较多；此外，陇南市文县、舟曲县两县接壤的二道梁，河西天祝县冷龙岭一带有零星分布。

第三节　冬虫夏草的价值

冬虫夏草是我国名贵野生中药材，其应用历史已逾千年，起初是在其主产地——青藏高原被藏族人民发现，随着藏医药学发展及藏汉文化交融，冬虫夏草逐渐传入中原地区，为中医使用。虽然冬虫夏草很早以前就声名远播，但大多数人只知其名，或在商场的名贵药材橱窗里惊鸿一瞥，却不知其有何具体价值。

冬虫夏草作为中国民间习用的一种名贵滋补药材，营养成分高，可入药，也可食用，是上乘的佳肴。另外，冬虫夏草这种奇异物种，它随着季节的变换时而为虫、时而为草，幻化不定，更加激起人们的好奇心，成为人们茶余饭后甚至是文人雅士相聚时谈论的的重要话题之一，孕育出了丰厚的人文内涵。

一、冬虫夏草的药用价值

冬虫夏草特殊的药用功效很早以前已被人们所认识和利用。早在公元八世纪中期成书的《月王药诊》中，已有"牙儿札更布"（冬虫夏草的藏语称谓）的记述，描述了其能"治肺部疾病"；公元780年的《藏本草》记载了冬虫夏草具有"润肺，补肾"的功能；清代吴仪洛在《本草从新》中记载了冬虫夏草性味"甘，平"，功用为"保肺，益肾，止血，化痰，止劳嗽"。由此可见，人们早已认识了冬虫夏草补肺肾、益精血的特殊功效。

关于冬虫夏草，在《文房肆考》中有这样一则传奇性故事：桐乡乌镇有位叫孔裕堂的人士，他的兄弟3年来体质弱，总是无故出大量虚汗，即使是在炎热的夏季，由于不能受风的缘故，也只能待在室内，紧闭门窗，从不外出会见宾客。这期间求医无数，服药无数，却病情依旧，丝毫没有好转。后来，有位在四川经商回乡的亲戚，看他体弱不堪，便将从四川带回的冬虫夏草赠送给他调养身体。令人惊奇的是，原本患病经年、弱不禁风的患者在每日食用由冬虫夏草烹煮的菜肴后，竟然渐渐痊愈了……虽然故事带有较多夸张成分，但从中至少可以看出，冬虫夏草作为滋补良药早已为古人所肯定。

（一）藏医药记载的冬虫夏草

藏医药学理论中，将人体的组成分为"龙（隆）""赤巴"和"培根"三部分。在正常生理条件下，上述三者互相依存、互相制约，保持着相互协调和平衡，当三者中的任何一个因素或几个因素由于某种原因而出现过于兴盛或衰微的情况时，则会出现隆病、赤巴病和培根病，治疗上就需要对三者进行调整，使其恢复到协调状态。而在众多藏医书籍中均记载冬虫夏草既可治"培根病",又可"清'隆'和'赤巴'病,补精液"。表明冬虫夏草对人体有养生、滋补和治疗等作用,其针对老年患者的常见病,例如呼吸道疾病、慢性疾病等均有较明显的疗效。

在藏医药典籍中,继《月王药诊》首次以"牙儿札更布"应用和记载冬虫夏草补肺功效后,随后成书的《藏本草》将补肺的功效修改为润肺,又增加了补肾的功能。后来的许多藏医药著作也陆续有记载,《图鉴》:"清肺热,治肺病、培根病。"《金汁甘露宝瓶札记》:"冬虫夏草味甘。性温。滋补肾阴,润肺,治肺病、培根病。"《吾三卷香》:"冬虫夏草可治胃病,筋骨疼痛。"这三本书籍主要讲述了冬虫夏草的性味是平和的,并对肺病和胃痛等疾病具有非常好的疗效。公元十五世纪成书的《藏医千万舍利》记载:"(冬虫夏草)味甘、微涩,消化后味苦,性温,效润而柔。清'隆'及'赤巴'病,补精液。"

在现代藏医药著作中,冬虫夏草也是治疗肺、肾疾病的重要药材。《新编藏药配方》:"滋补强身,阳痿遗精,体虚多病,支气管炎等症。"《新编藏医学》:"治腰膝酸痛,阳痿遗精,体虚多病,支气管炎等症。"《西藏冬虫夏草》:"治老年慢性支气管炎,肺结核,肺气肿及肺炎等症。"《藏医药》:"味甘、性平。补肺益肾,强精,化痰。主要用于肾腰疼痛，阳痿遗精，虚弱老损，老年性慢性支气管炎。"充分肯定了冬虫夏草在补肾强身、补肺益气上的历史功效。

（二）中医药记载的冬虫夏草

随着藏汉文化交流不断增进，冬虫夏草渐渐传入中原地区，被中医学者认识。中医药记载中对冬虫夏草的药用价值给予了充分肯定，主要运用于肾虚精亏、阳痿遗精、腰膝酸痛、久咳虚喘、劳嗽咯血等症。随着中医药的发展，文献中记载的冬虫夏草药用价值涉及方面越来越广泛，记载内容也越来越翔实。

清代吴仪洛认为，冬虫夏草除补肺益肾外，还能止血化痰、止劳咳。其后，赵学敏在《本草纲目拾遗》记载"羌俗采为上药，功与人参相同；冬虫夏草性温暖，补精益髓，此物保肺气。"其认为冬虫夏草能滋阴也能补阳、治劳嗽、治诸虚百损；功与人参、鹿茸相同，但药性温和，老少病弱者皆宜食用。以中医阴阳论注解冬虫夏草入药能治诸虚百损的原因是（冬虫夏草）得阴阳之气全也；并分享了补病后虚损食疗方——虫草鸭的详细做法。《中华本草》记载冬虫夏草保肺气，实腠理，补肾益精。主治肺虚咳喘，劳嗽痰血，自汗，盗汗，肾亏阳痿、遗精，腰膝酸痛。

（三）现代医学记载的冬虫夏草

　　1723 年欧洲的传教士尚加特利茨库把从中国西北地区采到的冬虫夏草带到了法国，由学者瑞欧民在法国科学院的学术大会作了展示和介绍，并登在会议纪要上，西方学术界得以首次见到这种神奇的药材。1728 年，中国明代宁保船主尹心宜把冬虫夏草带到日本，作为珍贵的礼品赠送给东都幕府。随后，日本僧人河野慧海从我国西藏地区取到冬虫夏草标本，带给理学博士伊藤笃太郎研究。从此，中国的冬虫夏草开始受到国内外广泛关注。

　　国内外研究显示，冬虫夏草是一种非常有效的免疫增强剂。它可迅速产生抗体，促进 T 淋巴细胞转化和巨噬细胞的吞噬功能。对年老者因肾上腺功能低下、细胞免疫和体液免疫低下所致的疾病，如抗感染功能低下、肿瘤发病率增高、心血管和自身免疫病等都有明显的预防和治疗作用。同时，对结核杆菌、链球菌和葡萄球菌、肺炎球菌等病原菌都有较强的抑制作用。

　　现代大量临床研究进一步证明了冬虫夏草在治疗肺部疾病方面的显著疗效。冬虫夏草对弥漫性肺泡炎和肺泡结构紊乱导致肺间质纤维化具有很好的辅助治疗及稳定效果。并且，在临床上其他肺部疾病也可用冬虫夏草复方治疗。冬虫夏草在治疗急、慢性肾衰竭方面也具有较好临床疗效。临床研究结果均验证了古籍文献中所记载的冬虫夏草具有保肺、益肾的功效。

二、冬虫夏草的食用价值

据现代研究分析，冬虫夏草营养价值丰富，含脂肪8.4%、粗蛋白25.3%、粗纤维18.5%、碳水化合物28.9%、灰分4.1%，其脂肪中饱和脂肪酸占13%、不饱和脂肪酸占82.2%，其余成分占4.8%；蛋白质的水解物为缬氨酸与羟基缬氨酸、精氨酸、丙氨酸、谷氨酸、苯丙氨酸、脯氨酸、组氨酸等，还含有核苷类化合物、甾醇类、多糖、矿物质和维生素等物质。另外，还含有无机元素如钙、磷、铁、镁、锌、锰、铜、铝、钛、铬、钾、硅及锶、镍等。冬虫夏草可与其他食材配合做成具有食疗作用的膳食，既具有营养价值，又可防病治病，可谓药食兼优，因此一直备受推崇。

很早以来，冬虫夏草就被作为药膳佳肴，清代吴其浚所著《植物名实图考》就有记载："羊城中采为馔，云：鲜美。"随着药膳文化的逐渐发展壮大，冬虫夏草的药膳食谱也愈发完善。根据不同的烹饪技法，有蒸、煲、熬、炖、烩、烧、炒等，如冬虫夏草山杞蒸乌鸡、冬虫夏草天麻煲猪脑、虫草煲鸭、冬虫夏草山参排骨汤、冬虫夏草炒肚花、虫草苁蓉炖羊肉等，尤以虫草煲鸭最为著名。传统中医认为，鸭肉性寒，味甘、咸，归脾、胃、肺、肾经，鸭肉与冬虫夏草搭配，可有效去除冬虫夏草的偏性，增强冬虫夏草的补益之功。清代徐昆所著《柳崖外编》："盖随气化转移，理有然者，和鸭肉顿食之，大补。"朱排山所撰《柑园小识》："与雄鸭同煮食，宜老人。"到《本草纲目拾遗》成书，书中直接给出了具体做法："用夏草冬虫三五枚，老雄鸭一只，去肚杂，将鸭头劈开，纳药于中，仍以线扎好，酱油酒如常蒸烂食之。其药气能从头中直贯鸭全身，无不透浃。凡病后虚损人，每服一鸭，可抵人参一两。"今四川省、广东省等地均以"虫草鸭"作为传统名菜，吸引食客无数。

冬虫夏草除了做成药膳服食，也可单服、泡酒、泡茶等。例如有腰痛虚弱、梦遗滑精、阳痿早泄、耳鸣健忘及神思恍惚诸症，可单用冬虫夏草研末，空腹送服，每次 2g，每日早晚各一次；也可用冬虫夏草 5g，配杜仲、川续断等，煎汤饮服。

三、冬虫夏草的文化价值

冬虫夏草产于人迹罕至的高山草甸，恶劣的生长环境暗示其有着强大的生命力。数百年来，冬虫夏草不仅被人们视为与人参和鹿茸相提并论的名贵滋补中药材，享有极高的声誉，而且在人类观察、采挖、营销、使用等过程中形成了独具特色、丰富多彩、形式多样的冬虫夏草文化。

（一）冬虫夏草与文学

冬虫夏草的生长方式独特，其冬季为"虫"，夏季为"草"，扑朔迷离，好似虫与草相互化生一般，清代作家蒲松龄便曾赋诗云："冬虫夏草名符实，变化生成一气通，一物竟能兼动植，世间物理信难穷。"一语道出冬虫夏草的神秘、奇特与珍稀。

清代著名文人纪晓岚也在其文《姑妄听之》中记录了自己听别人所说冬虫夏草的情况："滇南有冬虫夏草，一物也。冬则为虫，夏则为草。虫形似蚕，色微黄，草形似韭叶较细。入夏，虫以头入地，尾自成草，杂错于蔓草溥露间，不知其为虫也，交冬草渐萎黄，虫乃出地，蠕蠕而动，其尾尤簌簌[1]然带草而出。盖随气候转移，理有然者。"对冬虫夏草的产地、形态特征等都做了详细介绍，不过，除了"冬为虫夏为草"的常见误解外，文中"尾自成草"的描述也不正确，冬虫夏草的"草"部分其实是从虫体的头部长出的。

清代吴仪洛撰写《本草从新》时也记载到；"该草产云

---

[1] 簌簌：形容肢体发抖的样子。

贵，冬在土中，身活如老蚕，有毛能动，至夏则毛出土上，连身俱化为草。若不取，至冬复化为虫。"冬天是虫，夏天变草，冬天又变为虫，冬虫夏草得名于此，正是因为古人以为它能循环变化、往复无穷。《本草问答》还补充了这个变化的具体时间："当夏至前一时犹然虫也，及夏至时，虫忽不见，皆入于土，头上苗渐长，到秋分后，则苗长三寸，居然草也。"《青藜馀[1]照》还进一步作了具体描绘："（冬虫）严寒积雪中，往往行于地上。"

齐学裘的《见闻续笔》也述说道："渝斋丞著《本草图说》，多于时珍纲目者数千种，接滇时复得异卉数百种……其奇形异色。真有思议不及者。有冬虫夏草，冬则虫蠕蠕而动，首尾皆具；夏则为草，作紫翠杂色。山中人取其半虫半草者营之。植物动物合为一气，何生物之奇也。"秦武域在《闻见瓣香录》丁卷"冬虫夏草"条写道："冬虫夏草，出四川嘉州[2]、打箭炉[3]等处，夏则绿叶攒生，冬则其根蠕蠕欲动，土人剖而食之，云其性热，大滋补。亦有阴干，束为把，以馈遗者，长可三寸许，半带草叶，叶细如韭，少半为根，皮层如蚕蛹，此皆前此所未闻者。昔人著本草时有增

---

[1] 馀，yú，同"余"（简体）。

[2] 嘉州，古代地名。现今四川省乐山地区。

[3] 打箭炉，古代地名。现今四川省康定县。

加，可知天地生物无穷也。"足见当时人们对这种植物动物合为一体的复合体有多么惊叹、好奇。

陈镛的《樗散轩丛谈》中是这样写的："嘉庆八年[1]冬，余叔由四川秀县旋里，带回一物，其形类蚕，长径寸，尾生草，长二寸许。问何物？曰：'此小金川所产，名冬虫夏草，虫性耐寒，故冬月则到处蜿蜒，夏日即缩入土，虫腹精液即化绿草而从尾出。该草长一二寸，虫乃死。'"值得注意的是，当时人们已经意识到：冬虫化为夏草，需要付出生命的代价，成了夏草就不可再复化为冬虫了。虽然不知道这奇特现象的具体原因，但已明确那冬虫夏草，也如破茧化蝶一般，既已蜕变，便再也回不到当初了。

李心衡的《金川琐记》中描述更为详尽："冬虫夏草，俗称虫草，初生，抽芽一缕如鼠尾，长数寸，无枝叶，杂生细草中。采药者须伏地寻择，因芽及根，虫形未变，头嘴倒植土中，短足对生，背有蹙屈纹，棱棱可辨。芽从尾茁[2]，盖直僵蚕，非仅形似也。然剖之已成草根，每岁惟四月杪[3]及五月初旬可采，太早则蛰虫未变，太迟即变成草根，不可辨识矣。味甘，平。同鸭煮，去渣食，益人。"在冬虫夏草子座

---

[1] 嘉庆八年为公元 1803 年。

[2] 茁，zhuó，植物才生长出来的样子，此处意为生长。

[3] 杪，miǎo，年月季节的最后。

的众多描述中，笔者以为"初生，抽芽一缕如鼠尾"的描述简直称得上是神来之笔，一语道破冬虫夏草子座的颜色、性状、大小及形态细节，简直惟妙惟肖。书中不仅详细描述了冬虫夏草的形态特征，还记载了冬虫夏草的形成时间为"四月杪及五月初"，由于冬虫夏草个体微小，在茫茫草原上难以找寻，采挖时"采药者须伏地寻择"。

（二）冬虫夏草与贸易

青海省西宁市勤奋巷是全球最大的冬虫夏草批发市场（图1-2）。主街不长，地势由高到低，站在最高处的巷子口，一眼看穿整条小巷，仅20分钟就能走完。就在这不长的一段路上，聚集了500余户商家，两条街边密密麻麻的散户比固定店铺还多。一到夏季交易旺季，每日从巷子里的银行提取的现金高达一亿元，每年虫草交易量近百吨，成交额高达上百亿元，但如此名贵的冬虫夏草，其交易方式却比买卖白菜还原始。

业内人士都知道，做冬虫夏草生意是有讲究的，翻抖、毛巾、保险箱堪称冬虫夏草交易的三宝。冬虫夏草在进行交易时，买卖双方绝不会在口头上讨价还价，而是将手伸进毛巾底下互相捏手指头来敲定单位价格。如果没有毛巾，就用衣袖、袋子等替代。此举为行业习俗，从老辈传下来的，价格只有你知我知，能较好地保护商业秘密。价格谈妥后就地

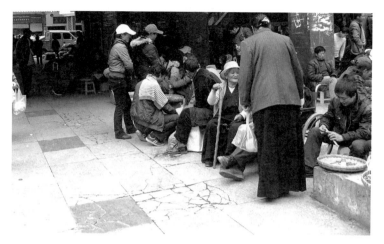

图 1-2　冬虫夏草交易市场

称重，一般情况下，内行商人会将冬虫夏草就地倒出，双手不停地翻抖冬虫夏草，然后才将翻抖后的冬虫夏草上称称重。这样做有什么说法呢？原来，冬虫夏草被采挖后是带土交易的，收购商会用毛刷等除去表面泥土，但是不同的收购商清洁程度不一，遇到清洁度不够的冬虫夏草，这一步操作可进一步抖落表面泥土，为自己争得获益空间。可不要小瞧这点点泥土，在价比黄金的冬虫夏草面前，这一翻抖可能省下几千甚至上万元。然后一手交现金（此时就用上了保险箱），一手交冬虫夏草，没有发票，也没有账本，旁观者更是无从知道最终成交价格。每笔几十万元甚至上百万元的交易，在地摊上用毛巾一盖就完成了（图 1-3）。

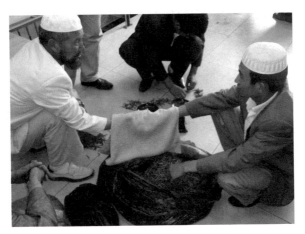

图1-3 毛巾下进行的冬虫夏草交易

（三）冬虫夏草与文化节

近年来，在西藏自治区和青海省的冬虫夏草产区，纷纷争相推出了冬虫夏草文化旅游节活动。5月的藏北草原，天空澄碧，纤云不染，皑皑雪山下，牧草悄悄露出嫩芽。这是雪域高原上最美好的季节，也是冬虫夏草收获的日子。在这一时节，牧民们纷纷放下手里的工作，成群结队地匍匐在草甸上"蠕动"，以搜寻冬虫夏草。而在东部地区，人们通过形形色色的网络媒体，注视着冬虫夏草从地里挖出，然后一路东来。

冬虫夏草文化旅游节以冬虫夏草为载体，体验独特的藏域风情，饱览雪山草原，体验千年游牧文化。人们可以追随专业挖草人的脚步，近距离体验采挖冬虫夏草的乐趣，见识别具一格的"虫草王"比赛，了解冬虫夏草神秘的交易暗语等，吸引了大批中外商家、游客参与，已形成一种新的旅游文化，走出高原、面向世界，成为藏北草原的一张新名片。

随着冬虫夏草产业的快速发展，冬虫夏草文化活动蓬勃开展。这些活动，不仅改变了产业发展中的传统观念，同时促进了社会经济健康可持续发展。通过举办冬虫夏草文化旅游节，提升了百姓对冬虫夏草的辨别能力，能够让消费者充分认识、了解并合理使用冬虫夏草，保障百姓身体健康。

第四节　冬虫夏草的产业

我国冬虫夏草年产量占世界总年产量的 95% 以上。其中青海省和西藏自治区又占到全国冬虫夏草产量的 80% 以上。主产区内 80% 以上的农牧民家庭靠冬虫夏草增收，采挖冬虫夏草的收入占到家庭全年总收入的 50% 以上，尤其随着三江源自然保护区的建立，大范围开展退牧还草、限牧育草、封山育草和以草定畜等工作，放牧业受到了一定的制约与影响，冬虫夏草产业已成为贫困地区农牧民脱贫的重要措施之一。每年 5—6 月，青海省和西藏自治区的高山草甸上，数十万挖草人浩浩荡荡地进驻，在一寸寸草地上搜寻，这小小的冬虫夏草给两大主要产区带来的经济和社会影响值得深思。

一、冬虫夏草的产业规模

近年来，除了冬虫夏草原草之外，以冬虫夏草为原料的深加工产品不断涌现，市场需求持续增大，使得我国冬虫夏草市场得以稳步增长。2009年，我国冬虫夏草总体产业规模达198.15亿元；2017年达到巅峰，总体产业规模上升至553.31亿元；2018年受原草产销量下降的影响，总体产业规模略有下降，约469.61亿元。冬虫夏草深加工产业目前还处于发展阶段，产业规模相对较小，但深加工产品使用简单、方便，得到了消费者的初步认可，产业规模正迅猛扩大。2009年，我国冬虫夏草深加工产品产业规模4.09亿元；到2018年，产业规模已增长至168.42亿元（图1-4）。

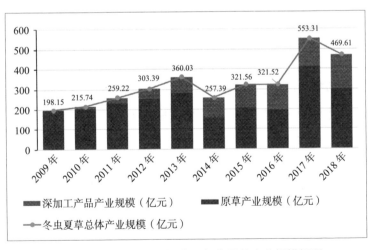

图1-4 2009—2018年我国冬虫夏草产业规模概况

二、冬虫夏草的产量走势

我国冬虫夏草产区主要分布于西藏自治区、青海省、四川省、甘肃省、云南省等地，其中西藏自治区和青海省产量较大。据不完全统计，1964—2014 年的 50 年间，冬虫夏草销量达 2 500 吨；2009—2016 年，我国冬虫夏草年产量一般稳定在 100 ~ 130 吨；2017—2019 年产量相对较高，尤其是 2017 年，总产量超过 200 吨，达到近几年产量高位；2018 年稍下降至 175.8 吨，2019 年又回升至 192.3 吨（图 1-5）。

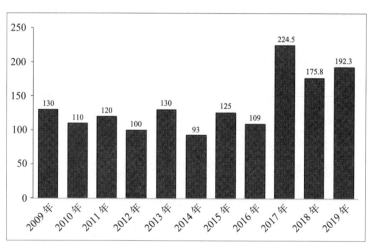

图 1-5　2009—2019 年我国冬虫夏草年产量（吨）

冬虫夏草主要产区的产业规模详细如下（图 1-6）：

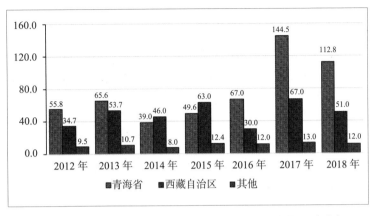

图 1-6　2012—2018 年我国主要产区冬虫夏草产量（吨）

1. 西藏自治区　西藏自治区的冬虫夏草分布很广泛，其带来的经济效益已经成为自治区内很多县区目前的主要收入来源，所创造的年产值在一些县甚至已经超过了 1 000 万元。以冬虫夏草著名产区那曲地区为例，其 2009 年产冬虫夏草的交易额高达 20 多亿元，相当于全地区生产总值的 54%。据不完全统计，冬虫夏草在那曲地区的集中分布面积约为1.23 万平方千米，约占冬虫夏草产区县可利用草地面积的19%。全地区冬虫夏草年平均产量在 10 吨以上，约有 21 万农牧民直接受益，约占全地区县乡的半数和农牧民总人数的68%。在冬虫夏草资源非常丰富的那曲东部县区，一个成年人每年可采挖到 1 ~ 2 斤（500 ~ 1 000g）虫草，收入可达到3 万 ~ 5 万元，劳动力充足的家庭，每年冬虫夏草收入可达

40 万元以上，一些牧民甚至通过冬虫夏草的采挖成为百万元户。冬虫夏草产业也使得那曲这个原本贫困人口比例大、贫困区域集中的典型区域地区悄然脱贫致富了。

2. 青海省　青海省因地理和气候条件恶劣，难以发展规模性的工农产业，当地居民主要以放牧为主，每年 5—6 月采挖冬虫夏草已经成为牧民们增加收入的重要渠道，甚至在一些地区成为了家庭的主要经济来源。青海省的冬虫夏草蕴藏量可达 100 吨，产业规模主要集中在玉树州、果洛州和黄南州。

玉树州冬虫夏草产量约占青海省总产量的 60%。玉树的冬虫夏草因品质优良、口碑好、认知度高，具有很大的市场，能够带来显著的经济效益，采挖冬虫夏草获得的收入已经能够占当地人均年收入的 40% 左右。

果洛州冬虫夏草产量约占青海省总产量的 30%，全州蕴藏量约 25 吨。每年采挖期限按人均 20 天计算，全州采挖虫草总量达 1 000 万条，以平均 3 000 条 /kg 估算，全年虫草产量为 3.33 吨左右，以平均价格每条 40 元计算，全州冬虫夏草直接交易将实现 4 亿元的资金流量。以 2013 年为例，牧民采挖冬虫夏草带来的人均纯收入为 1 010 元，约占人均年纯收入的 34.3%。

黄南州全州冬虫夏草分布面积约 0.60 万平方千米，占全州天然草地面积的 36.21%。以泽库、河南两县分布面积最广，分别为 0.39 万平方千米和 0.13 万平方千米，占全州冬虫夏草资源总分布面积的 64.56% 和 21.49%。同仁和尖扎两县也有分布，但所占比例不超过 15%。以 2016 年为例，全州冬虫夏草总采集量达 32.8 吨，总产值约 26 亿元。

3. 其他产地　此外，四川省也是我国冬虫夏草的重要产区，出产的冬虫夏草在行业内被称为"川草"。四川省西部的甘孜州、阿坝州和凉山州地区恰好处于青藏高原的东边缘地带，是冬虫夏草的重要产地。还有云南省贡山、德钦等县，甘肃省玛曲、文县，新疆少量地区，也都有冬虫夏草出产。四川、云南和甘肃等省虽然也产冬虫夏草，但仅占全国总产量的一小部分。

三、冬虫夏草的价格走势

随着国内经济蓬勃发展，中下游市场对冬虫夏草普通级别产品也有庞大的需求，这在一定程度上推动了冬虫夏草的价格维持稳中有升的状态。二十世纪七十年代初，每千克冬虫夏草价格只有 20 元左右，到九十年代中期达到 5 000 元 /kg；2003 年严重急性呼吸综合征（severe acute respiratory syndrome，SARS，俗称非典）疫情之后，冬虫夏草身价激增，产地价格突破 3 万元 /kg；2006 年冬虫夏草每千克的价格超过了 10

万元; 2012 年, 质量最好的冬虫夏草, 每千克可以卖到 40 万~60 万元的天价; 随后, 冬虫夏草价格便得到降温, 至 2014 年起, 每千克冬虫夏草的价格相对稳定在 17 万元左右。 随着冬虫夏草人工抚育品的快速发展, 冬虫夏草的价格可能 会再次降温, 回归药材应有价格 (图 1-7)。

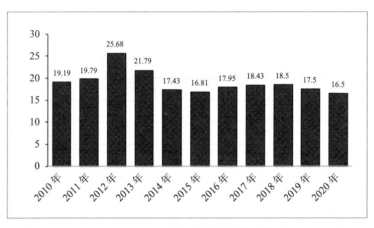

图 1-7　2010—2020 年我国冬虫夏草价格走势 (万元/kg)

四、冬虫夏草的进出口贸易概况

我国是冬虫夏草的主产国, 也是冬虫夏草的主要出口 国。目前, 欧美国家对冬虫夏草的认识较少, 而且政府对中 草药类的商品检查较为严苛, 冬虫夏草在国外大多是海外华 人、华侨等使用。从出口地区来看, 中国香港、中国台湾、 日本、加拿大, 以及东盟的新加坡和马来西亚是过去我国冬虫夏草出口的主要地区。但近几年，我国虫草的直接出口地区主要是中国香港（图1-8）。

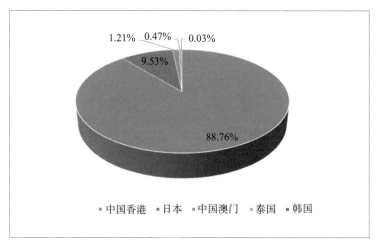

图 1-8　2018 年我国冬虫夏草出口去向分析

从各省（自治区、直辖市）出口情况来看，重庆市、四川省和青海省是过去我国冬虫夏草出口量较大的省份。近年有些变化，青海省的出口量持续增加，据西宁市海关最新统计，2019 年 1—12 月，青海省冬虫夏草出口 459kg，货值 0.52 亿元人民币，分别较上年同期增长 156.4% 和 89.5%，出口量位居全国第二位。

2009—2013 年，冬虫夏草的出口价格从每千克 7 094 美元急速上升至每千克 25 518 美元，价格暴涨却使得冬虫夏草出口数量锐减，出口金额也随之下跌。2014 年后，冬虫夏草出口价格下跌，出口数量有所回升，出口金额保持在 1 200 万美元左右。到 2017 年，冬虫夏草产业回暖，出口量价齐升，出口金额突破 2 700 万美元，迎来冬虫夏草行业的"小春天"。随后的 2018 年和 2019 年，冬虫夏草出口价格再次下跌，出口数量得到增长，出口金额保持相对稳定（图 1-9，图 1-10）。

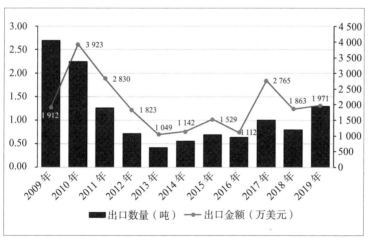

图 1-9　2009—2019 年我国冬虫夏草出口数量、金额情况

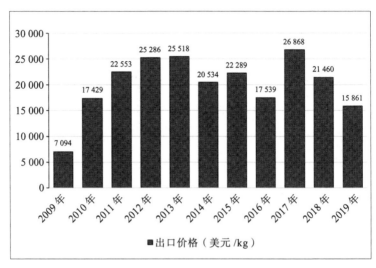

图 1-10　2009—2019 年冬虫夏草出口贸易单价走势图

五、野生冬虫夏草产业面临的挑战

冬虫夏草已经成为大自然给予藏区牧民最丰厚的礼物，也是其经济生活的重要支柱。但是过于依赖冬虫夏草这个单一产业带来的经济红利也给藏区的发展埋下了一定的隐患。

野生冬虫夏草产业是随着人们对冬虫夏草的研究不断深入，人民生活水平不断提升，冬虫夏草的需求量不断增加，价格不断飞涨，由各地牧民自发参与采挖、销售而一路发展起来的。发展初期缺少顶层设计和整体规划是产业发展过程的最大隐患，时至今日已有诸多问题突显，各级政府也已采取了各项措施，以保障冬虫夏草产业的健康有序可持续发展。

（一）生态系统遭受重创

价格堪比黄金的冬虫夏草，每一根的获取都是以破坏高山草甸为高昂代价的。据估算，每挖一根冬虫夏草就需要挖出 8 ~ 12cm 深的草地，刨出大约 30cm³ 的土壤，从而留下大面积坑洞。而且这些地区都是高寒草原，环境恶劣，生态系统脆弱，一旦遭到破坏，恢复起来极为困难，从而很容易导致水土流失和草原生态系统的持续性破坏。此外，每年几十万成群结队的采挖者在高原上安营扎寨也破坏了大面积的植被。

以西藏自治区为例，其是我国冬虫夏草的主产区之一，同时也是我国乃至整个东亚的蓄水源头和生态安全屏障。但近年来西藏自治区沙化、退化的草原面积达 23.53 万平方千米（3.53 亿亩），长此以往将会越来越显著地影响到当地居民的生活质量和主要产业（畜牧业）的稳定发展。

（二）冬虫夏草资源逐渐枯竭

二十世纪八十年代中期，我国冬虫夏草野生蕴藏量约为 400 吨，到了九十年代仅为 300 吨，二十一世纪以来，冬虫夏草的蕴藏量更是一路走低。究其原因，一是草地退化和沙漠化不仅影响了青藏高原的生态系统，也使得冬虫夏草寄主昆虫赖以生存的天然环境遭到了破坏，寄主昆虫的大量减少势必造成冬虫夏草产量的逐年降低。二是为了可以采挖到更大量的冬虫夏草，一些地区会提前进行采挖。以那曲地区为例，虫草成熟一般在六月份，但五月初就有很多人进行采挖。这时的冬虫夏草刚长出子座，成熟的子囊孢子尚未形成，也就无法再侵染寄主昆虫，会严重影响冬虫夏草"传代"，从而出现"后继无草"的窘境。三是随着工业化程度的提升，整个地球的生态环境逐渐恶化，导致雪线上抬，造成冬虫夏草生存区域正在逐渐缩小。二十世纪六十年代，在海拔3 500米以上产区大部分有冬虫夏草分布，而现如今一些产区只有在海拔4 500米以上的地区才有局部分布。目前，我国冬虫夏草资源量已陷入"越少越贵、越贵越挖、越挖越少"的恶性循环，其天然储备量已越来越有限。

（三）牧民生活呈现负面效应

冬虫夏草产业的发展为广大藏区牧民带来的可观收入和生活质量的提升是毋庸置疑的，但这种快速且不稳定的财富增长模式也带来了一些负面影响。首先，采挖、销售冬虫夏草可以在短期内带来丰厚的收入，而且采挖过程异常辛苦，这造成当地一些居民出现了报复性消费的习惯，不利于当地经济的可持续发展。其次，藏民们因语言上的障碍、加上没有很好地整合所有资源，形成了买卖分散、不规范的交易模式，当地居民其实只参与了最底端的环节，没有形成真正的冬虫夏草产业链。再次，冬虫夏草带来的巨大经济诱惑，使得部分牧民放弃了原本赖以生存的畜牧业，一旦冬虫夏草资源进一步枯竭，将会严重影响当地居民的生活水平，甚至出现经济倒退现象。

各级政府早已关注到了冬虫夏草产业出现的问题，并采取了相应措施。1999 年，冬虫夏草被列为国家二级重点保护野生植物；2008 年 1 月 1 日，《中华人民共和国草原法》正式实施；青海省和西藏自治区分别于 2004 年 10 月 8 日和 2006 年 4 月 1 日出台了《青海省冬虫夏草采集管理暂行办法》和《西藏自治区冬虫夏草采集管理暂行办法》；此外，青海玉树州、果洛州、西藏那曲等地也相应颁布了地方管理办法，并开始注重经济效益与区域统筹发展，积极组织当地居民们对冬虫夏草进行科学有序的采挖，使其真正成为青藏高原的可持续发展的支柱产业之一。

（四）人工培育产业未来可期

1949 年以来，随着冬虫夏草的功效逐渐被人们知晓与认同，开始陆续有科研团队试图实现将其进行人工培育。目前取得的研究成果主要集中在冬虫夏草菌及其相关真菌方面，有的已经形成了产业化规模。例如，中国医学科学院药物研究所从青海化隆分离得到蝙蝠蛾拟青霉 Cs-4 菌株，研发了相应的中药制剂，并于 1987 年被批准为国家中药一类新药产值达 22 亿人民币；由蝙蝠蛾被孢霉开发的中药制剂于 1985 年被批准生产，1997 年被卫生部列入国家二级中药保护品种；由虫草头孢新种发酵菌丝体研发成的抗心律失常药，于 1985 年被批准生产，目前共有 110 家企业获批生产；同时，因冬虫夏草的滋补作用良好，在很多保健品中也使用了冬虫夏草菌及相关真菌，在保健品行业拥有巨大的市场份额。此外，目前冬虫夏草已能进行生态繁育，并形成规模化生产，不过其与野生冬虫夏草的具体差异尚需更为深入研究及分析论证，但可以预想的是，这种人工培育冬虫夏草也同样具备巨大的市场潜力。

综上，人工培育冬虫夏草如果可以取得更进一步的技术突破，取得业界和公众的充分认同，进而搭建"冬虫夏草菌及其相关真菌—中药饮片—中成药"的完整产业链条，助力冬虫夏草产业的跨越式发展，势必可以为青藏高原各产区，甚至我国医药行业带来不可估量的经济效益；同时，也可为我国和世界各国人民的健康造福，社会效益同样显著。

第二章

冬虫夏草之品

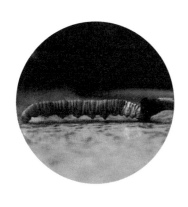

冬虫夏草被认为是青藏高原的旗舰物种，于 1999 年被列为国家二级重点保护野生植物。野生冬虫夏草对生长环境要求极为苛刻，仅能局部分布在青藏高原的高山草甸上，这里自然环境恶劣，生态环境脆弱，极易遭到破坏。而人工繁育工作还需进一步发展、完善，目前为止，虽有少量企业突破了生态繁育冬虫夏草关键技术，成功建立了冬虫夏草生态繁育基地，但市面上仍旧以野生冬虫夏草为主。

第一节　冬虫夏草资源

一、冬虫夏草野生品

（一）冬虫夏草的生态基础

冬虫夏草自然生长在海拔 3 500 ~ 5 000 米的高山草甸和高寒草甸带，其分布与海拔、气候、温度、湿度、光照、土壤、植被等关系密切，其中降雨量和温度是影响冬虫夏草产量的主要因素。

（二）冬虫夏草的形成过程

青藏高原地势高峻，空气稀薄，气候严寒，对许多动植物来讲，这里是生命的禁区。在如此恶劣的野外环境中，冬虫夏草到底是怎样形成的呢？这就要从"冬虫"的"虫"说起。千万年来，在这里繁衍生息着一种叫作蝙蝠蛾的昆虫。同众多蛾类生物一样，蝙蝠蛾在长出翅膀前，都是以普通毛毛虫的形态生活在土壤里的。春夏温暖时节，它们在土壤四周上下相连的隧道（幼虫在土壤中穿梭形成的腔道。）里活动，以适合它们口味的植物根系为食；冬季到来，无情的风雪在高原上肆意呼啸，冰封千里，山冷得颤抖，河冻得僵硬，空气也似乎要凝固起来了，此时，蝙蝠蛾幼虫们只得潜于冻土层下冬眠；来年春暖花开，气温升高时它们又苏醒过来。经过长达4年的生长，蝙蝠蛾幼虫长大，便能羽化长出双翅，成为蝙蝠蛾，翩翩起舞，并交配产卵，繁衍生息。

与蝙蝠蛾一同在这里生活的，还有一种名为冬虫夏草菌的真菌，在气候适宜的时节，冬虫夏草菌的孢子随风飘摇，它只有寻找到合适的寄生宿主才能萌发、生长。冬虫夏草菌生活在地面，与出没在地下泥土中的蝙蝠蛾幼虫原本"井水不犯河水"。但是，当孢子随风散落在地面土壤并遇到雨水之后，自然渗入地下，在机缘巧合下，孢子恰好和蝙蝠蛾幼虫相遇，蝙蝠蛾幼虫的生命运行方向将被强行"拐弯"。一旦时机成熟，孢子就会萌发出芽管（指真菌孢子发芽时伸展出的无隔壁的管状构造，后继续生长而形成新的菌丝体），侵入蝙蝠蛾幼虫的体内，并形成菌丝。当然，这一时期的菌丝生命力极为旺盛，它们以蝙蝠蛾幼虫体内的有机物质为养料，通过连续不断地分枝、生长，如火如荼地迅速蔓延。被"异物"无端侵入，小小的蝙蝠蛾幼虫在地下苦苦挣扎，但一切已成定局，它无论怎样也无法逃遁，最终还是被冬虫夏草菌的菌丝侵占整个身体。随后，寒冷的冬天到来，一切又回归宁静。

冬去春来，冬虫夏草菌苏醒过来，从蝙蝠蛾幼虫的头部长出子座嫩芽，并逐渐长大顶出地面土壤，形似"小草"，"小草"逐渐长高并由浅绿色变成棕褐色。此时，原本寻常的蝙蝠蛾幼虫在付出生命后，与同样普通的冬虫夏草菌联合，就生成了蜚声中外的神奇物种——冬虫夏草（冬虫夏草形成过程简图见图 2-1）。

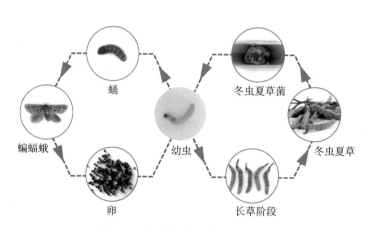

图 2-1　冬虫夏草形成过程简图

（三）冬虫夏草形成的关键因素

冬虫夏草的形成并不容易，所需时间很长，完整的一个周期需 3～4 年。蝙蝠蛾幼虫长年生活在地下，而冬虫夏草菌的孢子通常在地表处，两者相遇极不容易，需要大自然提供许多偶遇的机会。自然条件下，蝙蝠蛾幼虫的感染率不到 1%。在整个冬虫夏草生长发育过程中，有以下几个关键因素。

1. 寄主昆虫的种类　据文献报道，钩蝠蛾属、无钩蝠蛾属和蝠蛾属为冬虫夏草的主要寄主昆虫，并同时报道了 60 种寄主昆虫，包括蝠蛾属 7 种、拟蝠蛾属 1 种、无钩蝠蛾属 16 种、钩蝠蛾属 36 种，可见其中钩蝠蛾属和无钩蝠蛾属比例较高。此外，青海省产冬虫夏草优势寄主为玉树无钩蝠蛾（*A. yushuensis*）；西藏自治区产冬虫夏草优势寄主为比如钩蝠蛾（*T. biruensis*）；四川省产冬虫夏草优势寄主为贡嘎钩蝠蛾（*T. gonggaensis*）和斜脉蝠蛾（*T. oblifurcus*）；云南省产冬虫夏草优势寄主为白马钩蝠蛾（*T. baimaensis*）、人支钩蝠蛾（*T. renzhiensis*）、德钦钩蝠蛾（*T. deqinensis*）和玉龙无钩蝠蛾（*A. yulongensis*）；甘肃省产冬虫夏草优势寄主为门源无钩蝠蛾（*A. menyuanensis*）和玉树无钩蝠蛾（*A. yushuensis*）。这些昆虫主要生活在海拔 3 000～5 000 米的高山灌丛草甸和高山草甸，这也间接限定了冬虫夏草的生长区域。

2. 冬虫夏草菌　冬虫夏草菌 [*Cordyceps sinensis* (Berk.) Sacc.] 指的是一种真菌还是一组真菌的总称，亦或是多种真菌的总称，目前还存在学术争议。但普遍认为，可以侵染寄主昆虫的必须是成熟的有性生殖孢子及次生孢子或无性的中国被毛孢菌丝体。到了青藏高原的夏季，成熟的冬虫夏草菌子座头部渐渐膨大，子囊壳和子囊孢子逐渐成熟，且成熟的子囊孢子可以从子囊壳口弹射出来，散落到土壤中，这时有条件接触到蝙蝠蛾科幼虫的口腔或者表皮才可能被感染。

3. 幼虫的侵染时机　冬虫夏草的寄主昆虫其幼虫期是整个生长过程中最长的，大部分有 6~8 个龄期，龄期是指昆虫幼虫在连续两次蜕皮之间所经历的时间，龄期按幼虫蜕皮次数划分，从卵孵化后即 1 龄期，后每蜕一次皮就长大 1 龄期，以此来计算龄期，一般要经过 2~3 年，时间长的可达4~5 年才能长大成虫。以 4~5 龄期的幼虫感染率最高，约占 90%，感染阶段多数是刚蜕去旧表皮、新表皮尚属于初生阶段时的幼虫。而只有这个阶段的幼虫遇到了渗到土壤中的冬虫夏草菌，才有可能被侵染，并在体内迅速形成菌丝，菌丝还可利用幼虫虫体的有机物质等作为营养成分，连续不断分枝、蔓延。

4. 侵染的外界条件　冬虫夏草寄主昆虫被侵染基本发生

在青藏高原的夏季，土壤相对疏松的区域。第一，这时土壤温度为 6～10℃，与幼虫最适生长温度（6～12℃）比较接近；第二，此季节雨水较多，土壤相对湿度较大，高湿条件有利于提高感染率，也有利于散落在地表的冬虫夏草菌孢子借助雨水渗入到疏松的土壤中；第三，此时期的日温差变化幅度大，平均可达13℃左右，地面温度变化幅度也随之增大，加之在土壤疏松的区域，幼虫随温度变化上下转移的频率相应增加，从而增加了寄主昆虫与冬虫夏草菌孢子接触的机会。

二、冬虫夏草繁育品

冬虫夏草繁育品是指将冬虫夏草寄主昆虫蝙蝠蛾卵置于温度、湿度和光照等各项环境条件高度模拟原产地的智能生态繁育基地内，卵孵化为幼虫。幼虫取食基地内营养丰富全面的植物性饲料，在模拟高原环境的生态繁育室内进行低温慢代谢。当幼虫生长到一定阶段，冬虫夏草菌侵入幼虫体，真菌利用幼虫营养生长为冬虫夏草。

（一）冬虫夏草生态繁育基地

目前我国已有部分企业成功实现了冬虫夏草生态繁育，并建立了一定规模的繁育基地（图2-2）。在繁育基地内，构建冬虫夏草生态的繁育室，全方位模拟青藏高原冬虫夏草道地产区的自然环境条件。用人工智能控制系统保证冬虫夏草整个生长周期内温度、光照、湿度等条件达到冬虫夏草的生长需求。

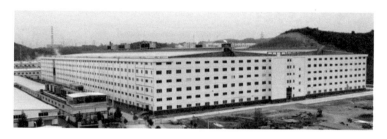

图 2-2　湖北省冬虫夏草生态繁育基地

（二）冬虫夏草的虫种繁育

冬虫夏草寄主昆虫为蝙蝠蛾科昆虫，蝙蝠蛾的卵呈略长圆形、黑色硬壳散粒存在（图 2-3）。蝙蝠蛾幼虫龄期大部分集中于 6～8 龄期，初孵幼虫乳白色，体长 2mm 左右；老熟幼虫头壳淡红色，虫体姜黄色，体长 3～5cm。在生态繁育基地，幼虫孵化后就进入仿高原生态的饲养环境中，即钻蛀疏松、开阔、透气排水良好、富含有机质的土壤。根据不同龄期，饲喂不同的新鲜植物性饲料，在智能仿生态饲养环境中进行定期因子调控，保持幼虫低温慢代谢发育。幼虫在生态繁育室中会经过多次蜕皮逐渐长大，在适当的龄期，将幼虫与菌种结合，繁育为冬虫夏草。

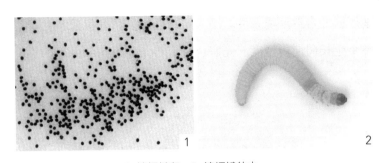

1. 蝙蝠蛾卵；2. 蝙蝠蛾幼虫。

图 2-3　蝙蝠蛾幼虫繁育

（三）冬虫夏草的真菌繁育

　　首先将冬虫夏草菌接种于特定的培养基上，在温度 14 ~ 20℃和相对湿度 65% ~ 90% 的条件下进行菌丝培养 35 ~ 55 天，后转至温度 10 ~ 15℃和相对湿度 65% ~ 90% 的条件下诱导分生孢子 20 ~ 40 天，制备出大量成熟散落的子囊孢子（图 2-4）。

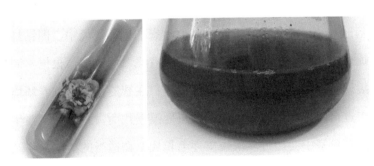

图 2-4　冬虫夏草菌

（四）冬虫夏草成草

冬虫夏草菌侵入蝙蝠蛾幼虫，在适宜的光照、温度和湿度条件下，真菌在幼虫体内逐步生长。当真菌生长到一定阶段，在幼虫头壳部位，破壳而出形成子座，子座生长至 3~7cm、孢子未弹射时进行采收，即为冬虫夏草（图 2-5、图 2-6）。

冬虫夏草的
人工繁育

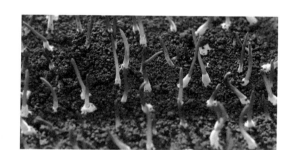

图 2-5　人工条件下生长中的冬虫夏草

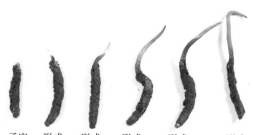

子座	形成	形成	形成	形成	形成
形成期	30 天	2 个月	4 个月	4 个半月	5 个月

图 2-6　不同生长时间的冬虫夏草繁育品性状

三、冬虫夏草的野外采挖

（一）采挖时间

"人间四月芳菲尽，山寺桃花始盛开。"而在青藏高原，一般在 4 月底，才会有姗姗来迟的暖湿气流进驻。在海拔 3 500 米左右的山峰上，积雪开始逐渐消融，露出片片斑驳的草地，随着青草嫩芽的形成，冬虫夏草的子座也在蓄势待发。天气转暖，气温上升，冬虫夏草的子座便会悄然伸出地面。此时开始的一个多月，便是冬虫夏草的采挖时节了。而海拔更高一些的产区，采挖时节会再相应延后一段时间。不过，想要准确地预计冬虫夏草的最佳采挖期，还得依据往年同期天气冷暖对比情况，确认提前或推迟。

在最佳采挖期被采挖的冬虫夏草，不但虫体充实饱满、肥壮，草头短，且易于被发现和采挖，采挖量、质量都要高一些。过早采挖则冬虫夏草尚未长成，多数子座还未伸出地表，不易寻找；过迟则积雪完全融化，杂草丛生，同样不易寻找，且那时冬虫夏草已干枯，虫体空心或腐烂，不宜药用。

（二）采挖资格

由于近年来出现的冬虫夏草资源逐渐减少、价格逐年走高以及在采挖过程中造成的生态破坏等问题，在冬虫夏草采挖的季节，各产区都会进行大规模封山，各地出入要道都会设卡拦截，阻止外来人员上山盗挖冬虫夏草。为使冬虫夏草资源能可持续开发，各地根据冬虫夏草资源条件及草场生态环境承载能力，划分出禁采区、控制区和采挖区。即使是当地居民，也必须向当地行政部门申请"冬虫夏草采集证"，取得采集证后还必须在相应允许的采挖范围内采挖冬虫夏草。采集证会明确标明持证人、采集区域、有效期限及资源保护责任，一人一证，任何个人都不得伪造、倒卖、转让"冬虫夏草采集证"。

（三）采挖过程

由于冬虫夏草刚长出的子座很短，只有几厘米露出地面，且子座的颜色与周围的枯草相近，采挖时应注意以下几点。

1. 寻找　冬虫夏草分布一般比较集中，如果发现一根冬虫夏草，其附近可能还会有，当地人称之为虫草窝子，藏民们根据蝙蝠蛾幼虫的生活习惯，重点查看它们爱吃的食物——珠芽蓼等植物周围，据说在这类植物周围寻找到冬虫夏草的概率较高。寻找冬虫夏草的藏民们通常会弯腰或者趴在地上仔细观察，沿坡地向上寻找，为避免视力受阳光直射的干扰，他们会选择背对太阳进行仔细搜寻（图2-7）。

2. 挖掘　发现有冬虫夏草子座（俗称草头）后，使用小锄头在距离子座 7cm 左右的地方连草皮深挖 9cm 左右，轻轻取出冬虫夏草，如还不能取出，可小心地将周围的泥土掰碎。挖掘距离太近或太远都容易挖断虫体，更不可用手直接把子座拽出（图 2-7）。采挖工具通常采用小锄头，小锄头由木柄或铁柄与细长尖锐的铁嘴组成。这种农用工具专为挖虫草设计，大部分藏民都会选择这种省力的工具，不仅容易完整挖出冬虫夏草，而且只需挖一个小坑，对草皮的破坏没有那么严重。当然也可用随身携带的小铁锹、小刀等工具采挖。最后，在取出冬虫夏草后，还要及时将所挖的小坑填上，以保护脆弱的高山生态环境。

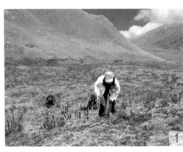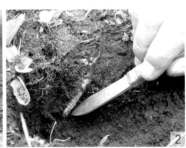

1. 寻找冬虫夏草；2. 采挖冬虫夏草。

图 2-7　冬虫夏草的采挖过程

3. 保管　一般情况下，新鲜采挖的冬虫夏草在当地都是按根买卖，断草是残次品，价格会低很多，所以新挖出的冬虫夏草还要妥善保管，确保不被碰断。通常藏民们会在一个硬盒子中铺上苔藓或青草，再将新挖的冬虫夏草放在松软的草甸上并盖上盖子后放入背包。

野外采挖
冬虫夏草

四、冬虫夏草的加工

（一）野生冬虫夏草加工

1. 净选　野外采挖到冬虫夏草后，先去泥，把冬虫夏草虫体表面所带的泥土和菌膜用手轻轻剥去，再用毛刷将子座以及子座和虫体连接处反复刷干净（图2-8）。将规格颜色不统一的虫草进行挑选分类，将瘪草、断条、穿条

野生冬虫夏
草的净选

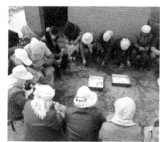
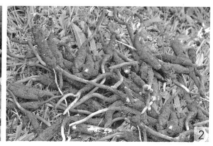

1. 加工现场；2. 加工前的冬虫夏草。

图2-8　野生冬虫夏草的净选

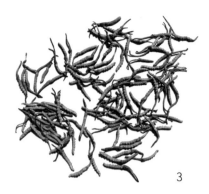

3

3. 加工后的冬虫夏草。

图 2-8（续）

挑出，使之符合统一标准，即规格大小一致、品相相近。一般将采收的冬虫夏草分为"头草""二草"和"三草"，以"头草"和"二草"的质量最好。

2. 干燥 鲜冬虫夏草活性成分丰富，为冬虫夏草原产地的一种重要用药方式，但其含水量高，不易保存。目前市场上鲜冬虫夏草产品多采用冷链运输和冷冻保存，其保鲜期一般在 2 个月以内。通常多将鲜冬虫夏草制成干品后进行贮藏。目前，对于冬虫夏草的干燥技术主要有自然干燥法、烘干法、冷冻干燥法等技术。

1. **自然干燥** 包括阴干、晒干等方法，即冬虫夏草在空气中自然风干或在太阳下晒干后保存。其优点是操作简单，投入少，基本无场地及设备要求；但其缺点是干燥条件不可控，干燥过程较慢，难以实现大规模标准干燥，在干燥过程中对冬虫夏草品质影响不一。

2. **烘干法** 通过烘箱、干燥箱等设备进行干燥，干燥温度在 60℃ 左右，其特点是干燥速度快，过程可控，但缺点是干燥过程中会破坏冬虫夏草中一些热不稳定的有效成分，如热敏性蛋白类成分在加热过程中会发生变化，超氧化物歧化酶（SOD 酶）活性降低等。

3. **冷冻干燥法** 冷冻干燥法是将含水物料冷冻成固体，在低温低压条件下利用水的升华原理，使物料低温脱水而达到干燥需求。冷冻干燥的特点是干燥过程在低温、低氧的环境下进行，既能很好地保存热敏性营养和功效物质，又能保持冬虫夏草饱满的外形和金黄的色泽。

（二）繁育冬虫夏草加工

目前繁育冬虫夏草采用标准的冬虫夏草加工流程，主要包括剥泥、刷洗、筛选、超声波清洗、高压气枪深层清洁、镜检、分级、包装、质检、贮藏等多道工艺（图2-9）。

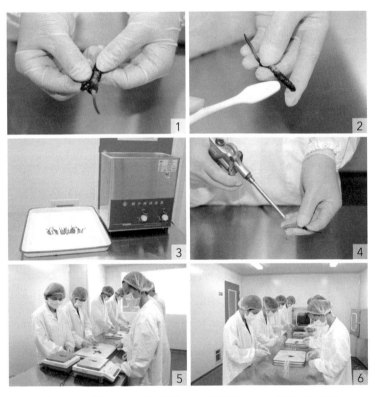

1. 剥泥；2. 刷洗；3. 超声波清洗；4. 深层清洁；5. 分级；6. 包装。

图 2-9　冬虫夏草繁育品的加工

五、冬虫夏草的贮藏

冬虫夏草的贮藏关键在于防虫、防霉和防变色。由于虫蛀、霉菌、光照等原因，冬虫夏草在贮藏时极易变质、蛀空、发霉、变色，不仅造成药用价值损失，更可能产生有毒物质，危害人体健康。

一般来说，鲜冬虫夏草在冷冻条件下密封、避光保存，45日内为质量最佳；干冬虫夏草在冷藏或冷冻条件下密封、避光保存。如果冬虫夏草量少，而且贮藏时间不长，只需将其与少量花椒或牡丹皮一起放在密闭的玻璃瓶中，置于冰箱里冷藏即可。如果冬虫夏草量多或需放置较长时间，则最好除花椒、牡丹皮外，在贮藏处放上一些干燥剂。若发现冬虫夏草出现受潮而变得润软的现象，应立即取出，干燥后再密封保存。

第二节　冬虫夏草的鉴别

一、冬虫夏草质量标准的收载情况

（一）历版《中国药典》的收载情况

《中华人民共和国药典》（简称《中国药典》）自1963年版开始，每版均有收载冬虫夏草。最初检验项目只有性状鉴别，到 2000 年版增加了腺苷的含量测定，2020 年版增加了重金属及有害元素检查（表 2-1）。

表 2-1　历版《中国药典》收载冬虫夏草质量标准的情况

《中国药典》版本	鉴别	含量测定	检查
1963 年版、1977 年版、1985 年版、1990 年版、1995 年版	性状	/	/
2000 年版、2005 年版、2010 年版、2015 年版	性状	高效液相色谱法（腺苷）	/
2020 年版	性状	高效液相色谱法（腺苷）	重金属及有害元素

（二）地方标准的收载情况

各地方中药材标准或炮制规范也有冬虫夏草标准收载，规格包括干冬虫夏草饮片、鲜冬虫夏草饮片、鲜冬虫夏草（繁育品）药材和饮片，以及冻干冬虫夏草（繁育品）药材和饮片。详见表 2-2。

表 2-2　地方标准收载冬虫夏草质量标准的情况

地方标准	规格	检验项目
《甘肃省中药饮片炮制规范》1980 年版 《吉林省中药饮片炮制规范》1986 年版 《辽宁省中药饮片炮制规范》1986 年版	干冬虫夏草饮片	/

地方标准	规格	检验项目
《山东省中药饮片炮制规范》1990 年版 《福建省中药饮片炮制规范》1998 年版 《江苏省中药饮片炮制规范》2002 年版 《安徽省中药饮片炮制规范》2005 年版 《浙江省中药饮片炮制规范》2005 年版	干冬虫夏草饮片	性状
《北京市中药饮片炮制规范》2008 年版	干冬虫夏草饮片	性状 鉴别（显微）
《河南省中药饮片炮制规范》2005 年版 《贵州省中药饮片炮制规范》2005 年版 《重庆市中药饮片炮制规范》2006 年版 《广西壮族自治区中药饮片炮制规范》2007 年版 《湖南省中药饮片炮制规范》2010 年版 《天津市中药饮片炮制规范》2012 年版 《黑龙江省中药饮片炮制规范》2012 年版	干冬虫夏草饮片	性状 含量测定（腺苷）
《上海市中药饮片炮制规范》2008 年版	干冬虫夏草饮片	性状 检查（总灰分） 含量测定（腺苷）
《江西省中药饮片炮制规范》2008 年版	干冬虫夏草饮片	性状 检查（水分、总灰分） 含量测定（腺苷）
《台湾中药典》(第三版)	干冬虫夏草饮片	性状（一般性状、组织） 鉴别（甘露糖） 检查（二氧化硫、镉、汞、铅） 含量测定（腺苷）

地方标准	规格	检验项目
《云南省中药饮片炮制规范》1986 年版	鲜冬虫夏草饮片	性状
《四川省中药饮片炮制规范》2015 年版	鲜冬虫夏草饮片	性状 检 查(铅、镉、砷、汞、铜) 含量测定(腺苷)
《广东省中药材标准》(第三册)	鲜冬虫夏草(繁育品)药材和饮片;冻干冬虫夏草(繁育品)药材和饮片	性状 鉴别(显微、腺苷和尿苷) 检 查(杂质、水分、总灰分、铅、镉、砷、汞、铜) 特征图谱 含 量 测 定(腺苷、油酸和亚油酸)

二、冬虫夏草的质量控制方法

冬虫夏草为我国的名贵中药材,然而由于其资源紧缺、市场需求量大、价格较贵,市场上的冬虫夏草掺杂品、混淆品和伪品频出,某些混淆品如凉山虫草、亚香棒虫草、戴氏虫草等和冬虫夏草的外观形态非常相似,普通消费者较难鉴别。另外,还有一些混淆品如冬虫夏草菌丝体、发酵虫草菌粉等和冬虫夏草名称相似,也易造成混淆。

冬虫夏草的质量控制是采用必要的方法与措施监控冬虫夏草质量，使之达到药用要求，确保冬虫夏草质量一致，临床使用安全、稳定、有效。冬虫夏草质量的可控性制约着整个冬虫夏草产业的发展和冬虫夏草进入国际市场的步伐。冬虫夏草由于受产地、采收、加工和贮藏等多种因素的影响，其质量很不稳定，且冬虫夏草的成分复杂，这些都对冬虫夏草的质量控制分析技术提出了更高的要求。目前，冬虫夏草的质量控制方法包括鉴别方法和含量测定，以此来评价其真伪优劣。

（一）性状鉴别法——直观的质量控制方法

冬虫夏草的虫体似蚕，近圆柱形，略弯曲，长 2.0 ~ 4.1cm，粗 2.5 ~ 4.5mm。由头、胸、腹三部分组成。头部较小，常被子座基部菌膜所包裹，除去菌膜，表面黄棕色至红棕

冬虫夏草
性状鉴别

色，多紧密皱缩，顶端中央有子座从缝间"挤"出。胸部处略缢缩，背侧环纹细密；腹侧具残存棕黄色节钩状胸足 3 对。腹部腹侧具乳头状隆起的腹足 4 对；背侧环纹明显，呈 3 窄 1 宽排列；末节略呈钩状回弯，具扁平臀足 1 对。质脆，易折断，断面充实，略平坦，白色或发黄，可见残留内脏痕迹（图 2-10）。

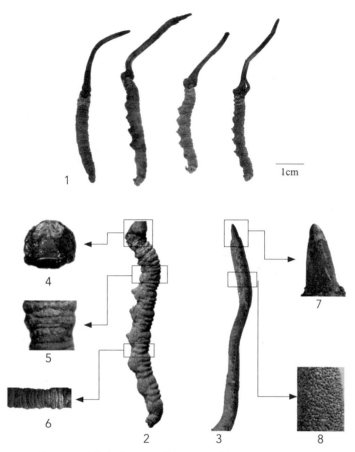

1. 外观；2. 虫体部分；3. 子座部分；4. 虫体头部；5. 胸腹交界处；

6. 虫体腹节；7. 不孕末端；8. 子座膨大部位表面。

图 2-10　冬虫夏草性状特征

子座多单生，从头顶近中央部位生出。呈细长圆柱形，基部略粗，稍扭曲，长 1.3 ~ 6.4cm，粗 1.0 ~ 3.8mm，表面棕褐色至深褐色，略带纵纹。子座顶端具圆锥状的不孕部位，长 3.0 ~ 6.0mm；有的子座上端稍膨大，呈短柱状，表面粗糙，放大镜下可见密布的颗粒状子囊壳（图 2-10）。质柔韧，易折断，横断面边缘呈棕褐色，中心类白色。气微腥，味微苦。

（二）显微鉴别法——微观的质量控制方法

1. 虫体显微特征

（1）**体壁特征：** 冬虫夏草体壁表面具浓密的小刺毛，并散布黄棕色至红棕色团块样物质。小刺毛不规则排布，长 25 ~ 35μm，淡黄色，先端尖锐，脱落部位可见圆形残痕。团块样物质黄棕色至红棕色，直径 25 ~ 60μm，表面粗糙。体壁上毛片类圆形，直径 300 ~ 500μm，淡黄色，表面平滑或略带皱纹，近中央具环形毛窝 1 个，直径 75 ~ 105μm，边缘呈黄棕色，中心下陷，色浅，可见刺毛脱落痕（图 2-11）。

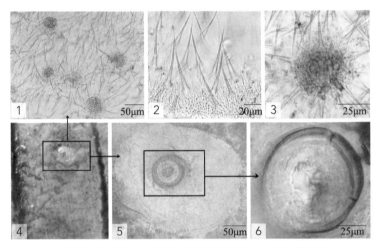

1. 体壁显微特征；2. 体壁表面浓密小刺毛；3. 团块状物质；

4. 体壁表面；5. 毛片；6. 毛窝。

图 2-11　冬虫夏草体壁显微特征

（2）**腹足趾部特征：**冬虫夏草趾部顶面观多平截，呈类圆形，内侧端较外侧端略窄，其上布满趾钩。趾钩棕黄色，呈类圆形多环均匀排布。最内环趾钩 22～37 个，顶面观略呈短条形，一端钝圆，一端略尖，长 35～65μm，侧面观呈钩状。向外则逐渐变短，边缘者为刺状小棘，顶面观呈类圆形点状，侧面观多呈刺突状（图 2-12）。

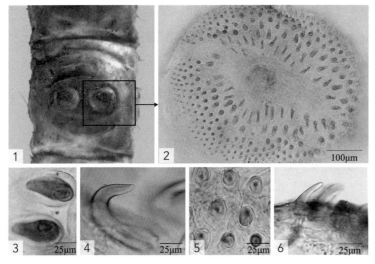

1. 腹足顶面观；2. 腹足趾钩排布；3. 最内行趾钩顶面观；
4. 最内行趾钩侧面观；5. 外行趾钩顶面观；6. 外行趾钩侧面观。

图 2-12　冬虫夏草腹足趾部显微特征

2. 子座显微特征

（1）子座能育部分横切面： 冬虫夏草子囊壳近表面生，基部陷于子座内，椭圆形或卵圆形，（230～280）μm×（90～150）μm，内有多数成熟的子囊。子囊外围是颜色较浅的子囊壁，顶部是壁厚的子囊帽，中央有 1 个狭线状孔口，子囊帽圆锥状钝圆收缩，底部与子囊外壁平顺光滑地连在一起。子囊细长，大多上下粗细均匀，成熟子囊有许多横隔；子囊内有子囊孢子 1～4 个或更多，多数为 2 个。孢子呈线形（图 2-13）。

（2）子座能育部分纵切面： 冬虫夏草子囊壳基部半圆或近半圆，后呈三角状逐渐收缩，顶端略尖，（300 ~ 400）μm ×（250 ~ 300）μm，外围由 2 层组织包围，内层色较深，外层色较浅，子囊壳内充满纵向平行排列的子囊。子囊孢子呈线形、平直（图 2-13）。

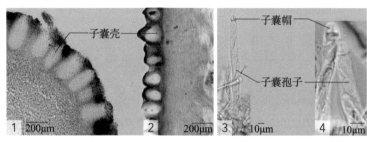

1. 子座横切面；2. 子座纵切面；3. 子囊（孢子呈长条形）；

4. 子囊（孢子呈卵圆形）。

图 2-13　冬虫夏草子座显微特征

小贴士　**子囊壳**

　　子囊壳（perithecium），子囊菌类的一种子实体，为保护即使子囊孢子成熟后亦不裸露出来的子囊果。子囊壳呈球形、卵形或梨形，顶端有凸起部分，内部为空腔，成熟时子囊孢子从子囊壳凸起部分的顶端口孔散出。

（三）基因鉴别法——生物信息学质量控制方法

冬虫夏草含有寄主昆虫和冬虫夏草菌两种基因组 DNA，基于寄主昆虫细胞色素 C 氧化酶亚基 1（COX1）基因及冬虫夏草菌 rDNA ITS 基因分别设计寄主昆虫和冬虫夏草菌的特异引物。采用 PCR 技术建立基于冬虫夏草菌 ITS 和寄主昆虫 COX1 双重特异性引物的 PCR 鉴别方法，可以从冬虫夏草样品中扩增出虫和菌两条特异性条带（图 2-14）。所建立的方法实现了快速准确地鉴别冬虫夏草，可以有效区分冬虫夏草及其混淆品。

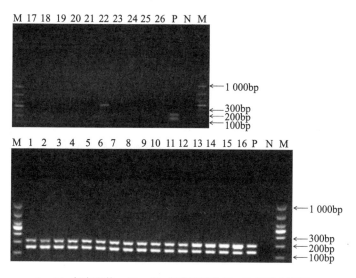

1～16. 冬虫夏草；17～26. 冬虫夏草伪品；P. 阳性对照品；

N. 阴性对照品；M. DNA 分子量标记。

图 2-14　双重 PCR 检测方法鉴别冬虫夏草真伪电泳图

PCR 技术是一种在生物体外复制、放大、扩增特定的 DNA 片段的分子生物学技术。其原理是利用 DNA 在体外 95℃ 高温时变性，双链解链成单链，低温（常用 60℃）时引物与单链按碱基互补配对的原则结合，再升温至 DNA 聚合酶最适反应温度（72℃ 左右），合成一条新的与模板 DNA 链互补的半保留复制链，重复循环，就能将待扩增的 DNA 片段大幅扩增。它具有特异、敏感、产率高、快速、简便、重复性好、易自动化等突出优点；能将微量的目的基因或某一 DNA 片段短时间内扩增至十万乃至百万倍，使肉眼能直接观察和判断；可从一根毛发、一滴血、甚至一个细胞中扩增出足量的 DNA 供分析研究和检测鉴定。PCR 技术是生物医学领域中的一项革命性创举和里程碑，常用于基因克隆、基因融合、基因诊断等。

（四）理化鉴别法——现代化质量控制方法

近年来，研究人员进行了大量深入的化学研究，发现冬虫夏草主要含有核苷、多糖、多肽、甾醇、氨基酸等多种活性成分，为冬虫夏草发挥临床疗效的物质基础提供了科学依据。同时，化学成分又是各种生命形式的重要特征组成，是区别不同种类的重要依据。理化分析方法是借助现代仪器设备，对冬虫夏草中的特征化学成分进行测定分析，以此鉴别冬虫夏草的真伪优劣。

1. 核苷类 　核苷类是冬虫夏草的主要成分之一，该类成分均有较强的生理活性，一直是研究人员关注的焦点。研究发现，尿苷、鸟苷、肌苷和腺苷为冬虫夏草的主要核苷类成分，其含量占总核苷量的 50% 以上。进一步研究发现，与冬虫夏草同属不同种类的虫草及不同产地的冬虫夏草中所含核苷的种类和含量均有显著差异，此性质被广泛运用于冬虫夏草的质量控制和品质比较研究。《中国药典》从 2000 年版起便选择以腺苷（图 2-15）为含量测定指标对冬虫夏草进行质量控制。

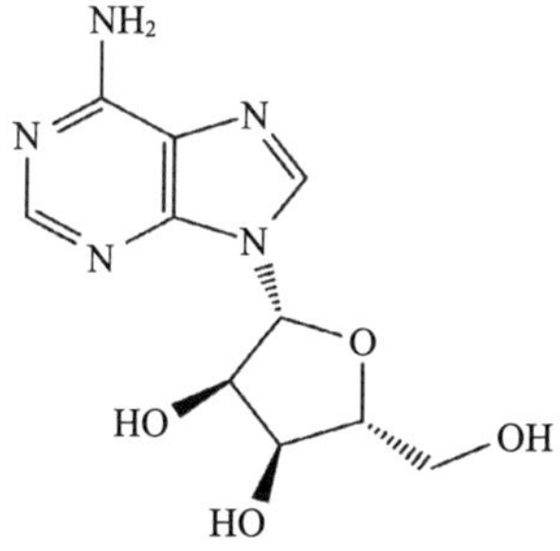

图 2-15　腺苷

近年来，中国食品药品检定研究院等单位利用高效液相色谱法对野生冬虫夏草进行研究，建立了冬虫夏草的特征图谱，根据文献分析及对照品比对，共标定了12个特征峰（图2-16）。建立的HPLC特征图谱是一种综合的、可量化的鉴别手段，能够有效区别冬虫夏草及发酵虫草菌粉（Cs-4）、发酵冬虫夏草菌粉（Cs-C-Q80）和蛹虫草（图2-17），可用于鉴别冬虫夏草的真伪，有效打击违法行为，保证冬虫夏草质量。

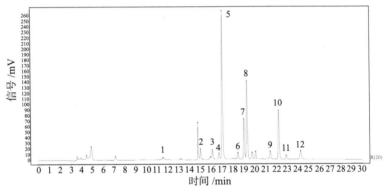

1. 尿嘧啶；2. 酪氨酸；3. 次黄嘌呤；4. 黄嘌呤；5. 尿苷；
6. 2'- 去氧尿苷；7. 肌苷；8. 鸟苷；9. 胸苷；10. 腺苷；
11. 2'- 脱氧腺苷；12. 色氨酸。

图 2-16　冬虫夏草野生品 HPLC 特征图谱

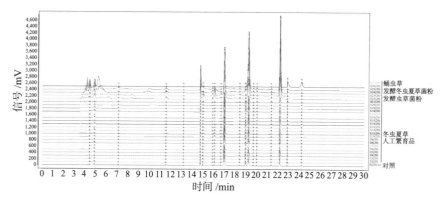

图 2-17 冬虫夏草人工繁育品、发酵虫草菌粉（Cs-4）、
发酵冬虫夏草菌粉（Cs-C-Q80）和蛹虫草 HPLC 图谱

现代实验研究还建立了以腺苷作为内标物的一测多评法分析冬虫夏草中的主要核苷类成分，通过腺苷与尿苷、肌苷、鸟苷、2′-脱氧腺苷的相对校正因子计算各成分的含量，实现了单对照品对冬虫夏草多个主要核苷类成分的定量分析（图2-18）。

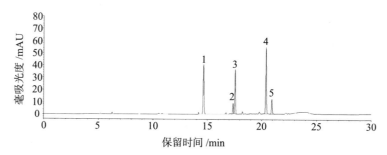

1. 尿苷；2. 肌苷；3. 鸟苷；4. 腺苷；5. 2′-脱氧腺苷。

图 2-18　冬虫夏草核苷含量测定液相色谱图

2. 甾醇类和糖醇类 冬虫夏草中含有多种甾醇，主要包括麦角甾醇、胆甾醇、谷甾醇、菜油甾醇、豆甾醇、真菌甾醇，甾醇是冬虫夏草的主要活性成分之一，具有抗肿瘤、抗病毒、免疫调节、增强肺功能及抑制细胞增生等多种药理作用。其中，麦角甾醇（图 2-19）是来自菌丝体细胞的化学成分之一，是在大多数真菌中发现的主要甾醇类化合物，通常用作真菌生长指标，可以指示冬虫夏草发酵产物中的菌丝体水平，是冬虫夏草质量的另一个重要指标成分。另外，虫草酸（D- 甘露醇）也是冬虫夏草中的主要化合物之一，占干重的 3.4% 以上。具有利尿、镇咳和抗自由基的作用，也被认为是冬虫夏草质量的标志之一。

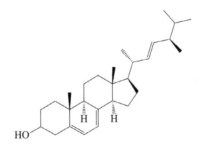

图 2-19　麦角甾醇

现代实验研究建立了一种高效液相色谱 - 蒸发光散射检测器（HPLC-ELSD）法对冬虫夏草中麦角甾醇、胆甾醇、谷甾醇成分同时进行检测（图 2-20）。通过对不同生长阶段的冬虫夏草样品进行分析，发现麦角甾醇为冬虫夏草菌形成的特有成分，胆甾醇为蝙蝠蛾幼虫和冬虫夏草菌共有的成分，谷甾醇为蝙蝠蛾幼虫取食植物性饲料后储存体内用于合成动物类甾醇的成分。进一步对比野生冬虫夏草和冬虫夏草繁育品中麦角甾醇、胆甾醇、谷甾醇的含量，结果显示两者均含有这3类成分，而冬虫夏草菌丝体产品中存在甾醇的缺失。该方法的建立为冬虫夏草质量控制的提升提供了方法依据。

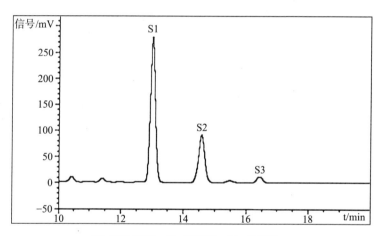

S1. 麦角甾醇；S2. 胆甾醇；S3. 谷甾醇。

图 2-20　冬虫夏草甾醇含量液相色谱图

三、冬虫夏草中重金属及有害元素情况

重金属及有害元素残留是中药材外源性有害物质的一个

重要评价指标，国内外通常将铅、砷、镉、汞和铜作为主要检测指标。冬虫夏草由于生长周期长，容易造成重金属及有害元素在其体内的富集。在众多重金属及有害元素中，砷是野生冬虫夏草中最容易超标的有害物质，这可能与其生长的土壤环境以及自身的富集作用相关。在2016年，国家食品药品监督管理总局组织开展了对冬虫夏草、冬虫夏草粉及纯粉片产品的监测检验，有关专家研究分析，长期食用冬虫夏草、冬虫夏草粉及纯粉片等产品可能会造成砷过量摄入，存在较高风险。但砷的毒性和其存在形态有着密切的关系，如无机砷毒性大于有机砷毒性、无机砷中三价砷毒性大于五价砷，因此总砷含量的高低不能准确表示其是否有毒性。有文献报道，在温和提取条件下冬虫夏草中无机砷的含量较少，而大量的砷与蛋白质等生物大分子相结合，这种结合态砷化合物相对较为复杂；另外，冬虫夏草价格较为昂贵，且砷残留水平难以用常规化合物分析手段进行，其结构和安全性还需进行更为深入的研究。冬虫夏草属中药材，不属于药食两用物质。因此，基于目前的研究基础及相关安全性风险评估结果，冬虫夏草需要在临床中医师、中药师的指导下遵照医嘱使用，辨证论治，并结合现代研究，避免长期砷过量摄入带来健康安全风险。

随着中药种植产业的发展，农药残留量检测成为中药材安全性评价的重要方面。野生冬虫夏草由于生长在海拔 3 500 米以上的高山草甸地带，周围均为野生环境，因此其生长过程中基本无农药的带入。生态繁育冬虫夏草，其繁育环境按照无公害和有机产品的生产条件进行操作控制，繁育过程中禁止使用化学农药。通过前期对 10 批野生冬虫夏草和 10 批冬虫夏草繁育品的农药残留进行检测，结果显示野生冬虫夏草和繁育品样品中的农药残留均未超标。

四、冬虫夏草的商品规格及等级划分

商品规格及等级是市场上中药材定价的重要依据，也是评价中药材品质的外在标志，可作为衡量和评价药材质量优劣的标准之一。目前，药材市场上冬虫夏草的产地以西藏自治区、青海省、四川省为主，不同产地价格相差较大（见图 2-21）。一般以西藏自治区那曲地区、青海省玉树市所产的质量比较好，折干率高，条大、色黄、价高。四川省阿坝州、西藏自治区林芝市、青海省和甘肃省交界的祁连山等地所产冬虫夏草折干率低，条小、瘪瘦、色浅、香气略淡。在《中药材商品规格等级　冬虫夏草》中，在上述西藏自治区、青海省、四川省三种规格项下，以每千克所含的冬虫夏草条数作为指标，又将冬虫夏草划分为 7 个等级（表 2-3）。

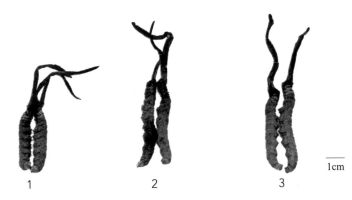

1. 青海玉树；2. 青海果洛；3. 西藏那曲。

图 2-21　不同产地的冬虫夏草

　　以特定重量中所含的虫草条数判定冬虫夏草质量的优劣，具有一定合理性，但是如何真正判别冬虫夏草药材的品质好坏，还需进一步的科学研究。冬虫夏草商品规格及等级的划分应综合考虑冬虫夏草的外观形态、活性成分及有害物质来进行划分，这样不仅能体现传统冬虫夏草的评价方法，也可反映现代科学研究成果，可以较为全面、科学地评价冬虫夏草的质量。

表 2-3　冬虫夏草商品规格等级划分

规格	等级	级别要求
选货	一等	每千克 ≤ 1 500 条,无断草、无穿条、无瘪草、无死草、无黑草

规格	等级	级别要求
选货	二等	每千克 1 500 ~ 2 000 条,无断草、无穿条、无瘪草、无死草、无黑草
	三等	每千克 2 000 ~ 2 500 条,无断草、无穿条、无瘪草、无死草、无黑草
	四等	每千克 2 500 ~ 3 000 条,无断草、无穿条
	五等	每千克 3 000 ~ 3 500 条,无断草、无穿条
	六等	每千克 3 500 ~ 4 000 条,无断草、无穿条
	七等	每千克 4 000 ~ 4 500 条,无断草、无穿条
统货	/	不限制条数,无断草、无穿条

第三节　此"虫草"非彼"虫草"

前些年,冬虫夏草的价格从一斤数千元一路飙升至一斤数万元甚至数十万元,受利益驱使,一些"李鬼变李逵"的把戏就逐渐兴起了。前面已经介绍,冬虫夏草主要分布于海拔 3 500 ~ 5 000 米的高山草甸,但是却有传闻称在安徽省大别山地区也发现了类似的虫草,吸引附近百姓疯狂上山采挖,山下也云集大量小商贩前去收购,使原本宁静的大山突然就热闹了起来。但是,经当地药监部门鉴定,这种大别山"虫草"并不是真正的冬虫夏草,而是亚香棒虫草,没有经过任何安全评估以及药理、毒理实验,不能在市场上流通,更不能随便作为中药使用。

过去，人们常常把虫草和冬虫夏草混为一谈，以为两者可以划等号。实际上，虫草是一个大概念，通常指的是由寄主昆虫及寄生它的虫草菌共同组成的复合体。目前，自然界已知的虫草有约 500 种，我国就有 130 种之多。而中药所用的冬虫夏草只是这庞大家族中的一员，《中国药典》（2020 年版）规定其准确来源为麦角菌科真菌冬虫夏草菌 *Cordyceps sinensis*（Berk.）Sacc. 寄生在蝙蝠蛾科昆虫幼虫上的子座和幼虫尸体的干燥复合体。除了冬虫夏草，我国民间使用及典籍中有记载的"虫草"还有一些种类，如蛹虫草、凉山虫草等。虽然他们中的有些品种也有一定的药用价值，但都不是正品冬虫夏草，甚至有些混淆品还含有毒素成分，食用后会对身体造成不利影响，应注意区分。

一、冬虫夏草的混淆品介绍

由于冬虫夏草对生长环境要求苛刻，只在高寒高海拔的高山草甸生存，使其野生资源分布较狭窄，而其独特的生物学特性又使其野生变抚育工作进展缓慢，致使目前主要还是以野生品供应。资源匮乏，供需矛盾突出，再加上人为炒作，使冬虫夏草价格赛过黄金。高额的风险回报诱使更多不法商贩游走其中，以伪充真、以次充好、掺杂使假等现象层出不穷，导致市场中冬虫夏草的品质参差不齐，严重影响了冬虫夏草的用药质量，也为临床用药的安全性与有效性埋下了隐患。

常见的混淆品有用地蚕、草石蚕等外形酷似冬虫夏草的植物块茎冒充的；或直接用面粉、玉米粉等经加工压模成冬虫夏草模样的；或在冬虫夏草中加注铅块、铁丝和水泥等增加重量的；或以蛹虫草、凉山虫草、古尼虫草、亚香棒虫草和虫草花等混淆品充当正品的。其中尤以各种混淆品冒充正品冬虫夏草时真假难辨，鉴别最为困难。因此，有必要结合实例介绍冬虫夏草主要混淆品的鉴别要点以及显微图像，希望有助于读者了解此"虫草"非彼"虫草"的情况。

二、主要混淆品的性状特征

（一）蛹虫草

蛹虫草为麦角菌科真菌蛹虫草 *Cordyceps militaris* (L. ex Fr.) Link 寄生于鳞翅目或鞘翅目多种昆虫蛹上形成的子座和虫体的复合物，也是一种具有滋补作用的珍贵药用菌，在《中华本草》中有收载。现代研究分析表明蛹虫草具有抗肿瘤、抗氧化、提高免疫力、降血糖等多重药理活性，并于2009 年被我国卫生部正式纳入新资源食品行列。目前，蛹虫草早已实现利用大米、小麦等谷物进行人工栽培，其年产量超过几千吨。

【别名】蛹草、北冬虫夏草、北虫草。

【产地】吉林省、河北省、陕西省、安徽省、广西壮族自治区以及云南省等我国诸多省份。

【性状】

1. **野生蛹虫草**　虫体为粗短的蛹，黑色，广椭圆形，长2～4cm，直径约2cm。外表黑褐色或附有金黄色物质，粗糙，环纹明显，全身共有12～14条环纹，头尾环纹不明显，以中央5～6条最为明显。质脆体轻，易折断，断面略平坦，呈灰白色（图2-22）。

子座多数，金黄色，细长呈垒球棒状，肉质，实心，一般比虫体长，4～8cm，直径约0.3cm，表面有细小的纵皱纹。质脆易折断，断面淡黄色。气微腥，味淡。

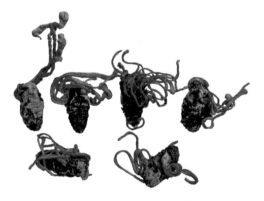

图 2-22　蛹虫草性状特征

2. 人工栽培品——虫草花　子实体细长，圆柱形或扁条形，弯曲，往上渐粗，端部钝圆如火柴头，长 6～8cm，直径约 2mm。表面橙黄棕色，有纵皱纹（图 2-23）。质脆，易折断，断面平坦，淡黄色；气微腥，味淡。

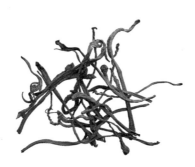

图 2-23　虫草花性状特征

（二）凉山虫草

凉山虫草为麦角菌科真菌凉山虫草 *Cordyceps liangshanensis* Zang，Liu et Hu 寄生在鳞翅目昆虫幼虫的子座和幼虫尸体的复合物，始载于《四川通志》，性甘，味平，归肾、肺经，具有补肺益肾的功效，主治虚喘劳嗽。基于功效上的相似性，在四川省部分地区作为正品冬虫夏草的代用品，在《四川省中药材标准》(1987 年增补版、1992 年版、2010 年版)、《中华本草》和《蕈菌医方集成》等文献中均有记载。

【产地】四川省、云南省等地。

【性状】虫体外形似蚕，较粗，稍弯曲，长 3 ~ 6cm，直径 0.6 ~ 1cm。外有菌丝膜棕褐色，虫皮暗红棕色，有环纹 8 ~ 12 条，足和气门均不明显。质韧，不易折断，断面略平坦，淡黄白色。

子座单生，上部有时分枝，细长圆柱状，长 10 ~ 30cm，直径 0.1 ~ 0.2cm，表面黄棕色或黄褐色，具纵棱，距子座顶端 1.5cm 处有明显环状突起，顶端明显可见子囊壳突出表面，褐色或黑褐色，常有不孕尖端，长 0.3 ~ 0.5cm（图 2-24）。质脆易断，断面黄白色，气微腥，味淡。

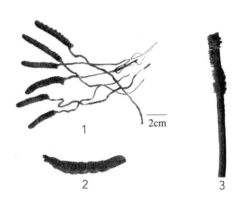

1. 外观；2. 虫体部分；3. 子座部分。

图 2-24　凉山虫草性状特征

（三）亚香棒虫草

亚香棒虫草为麦角菌科真菌亚香棒虫草 *Cordyceps hawkesii*

Gray 寄生在蝙蝠蛾科昆虫幼虫上的子座及幼虫尸体的复合体。其有效成分甘露醇、氨基酸等有机成分和无机元素与冬虫夏草相似，在民间把它作为冬虫夏草代用品，江西省万安县等地已有 100 多年的历史，是目前市场上常见的冬虫夏草混淆品。在《中华本草》和《中药大辞典》等文献中均有记载。

【别名】霍克斯虫草、黑虫草。

【产地】适应性较强，广泛分布于我国南方山区、丘陵。

【性状】虫体似蚕，长 3 ~ 5cm，粗 0.3 ~ 0.6cm；外表菌丝膜灰白色至灰黄色，去膜后虫体呈黄棕色至棕褐色，少数黑褐色；有环纹 20 ~ 30 个，近头部较细密，背面环纹明显且有稀疏黑褐色斑点散在；头部红棕色，有光泽，足和气孔明显可见，有足 8 ~ 11 对，中部 4 对较为明显。质脆，易折断，断面略平坦，淡黄白色。

子座细长，从虫体头部单生或分枝，长 2 ~ 8cm，粗 0.2 ~ 0.3cm，淡黄色至黑褐色，下部有时为紫棕色，有时基部为黄褐色，有细小纵向皱纹，多数不分叉，少数上部发生 2 ~ 4 个分叉；顶部膨大部分可见多数小黑点（子囊壳孔口），无不孕顶端；柄部常有苞片样突起（1 至数个），而形成数个节状结构（图 2-25）。质脆易折，断面外层黑褐色，中间类白色。气腥，微香，味淡或微咸。

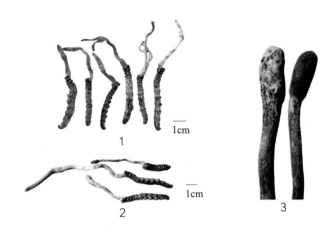

1. 外观；2. 虫体部分；3. 子座部分。

图 2-25　亚香棒虫草性状特征

（四）古尼虫草

古尼虫草为麦角菌科真菌古尼虫草 *Cordyceps gunnii* (Berk.) Berk. 寄生在鳞翅目蝙蝠蛾科昆虫幼虫体上的子座与虫体的复合物，最初发现于贵州省茶园，随后在湖南省、安徽省等地大量发现，其产量丰富，可假冒冬虫夏草流入市场，是冬虫夏草的常见伪品之一。其所含活性成分与冬虫夏草极为相似，研究表明其具有与冬虫夏草相同的功效，药理研究也证明古尼虫草在镇痛、提高人体免疫力、抗紫外辐射、抗肿瘤、抗衰老、促进睡眠和对急性缺血性脑细胞损伤的保护等方面都有较显著的效果。

【产地】在我国分布较为广泛，四川省、贵州省、湖南省、广西壮族自治区、浙江省、福建省、山西省、广东省、重庆市、江西省、安徽省均有分布。

【性状】虫体较肥大，色发黄，表面多皱缩，背侧环纹多不清晰，斑状毛片不明显，腹足多不突出。虫体菌丝膜深黄色，粉末状，脱落处虫体表面与菌丝膜同色。

子座从寄主头部长出，形态以及可孕部位特征与亚香棒虫草相似，子座膨大部位呈棒状或短柱状，无不孕端，膨大部位横断面边缘可见长卵圆形的子囊壳全部埋于子座内（图2-26）。

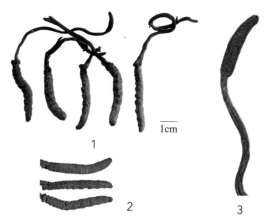

1. 外观；2. 虫体部分；3. 子座部分。

图 2-26　古尼虫草性状特征

（五）分枝虫草

分枝虫草为麦角菌科植物分枝虫草 *Cordyceps ramosa*

Teng 寄生于鳞翅目昆虫上的子座及虫体复合物。民间常用于治疗妇科出血症包括崩漏、月经过多、更年期子宫出血、产后恶露不绝和宫内节育器所致子宫出血等，是中国特有的具有药用价值的真菌。

【别名】分枝团囊虫草、大团囊杦。

【产地】主要分布在安徽省、福建省、甘肃省和广东省等地。

【性状】虫体似蚕，长 3 ~ 5cm，直径 0.4 ~ 0.6cm，表面黄绿色，头部棕红色，有光泽，体表粗糙，有体环 25 ~ 35 节，近头部环纹细密，胸部每个体节有 6 ~ 8 个点状痕，全身有足 8 对，胸部 4 对明显。质脆，断面平坦，淡黄色。

子座由虫体 1 ~ 3 头颈间环纹及口腔中长出，单生或 2 ~ 3 个同时生出，上部分分枝明显，多为两叉侧枝分生，呈披针形，向上稍尖，形成锥形不孕尖端虫体与子实体全部覆被黄绿色丝状菌膜。质柔韧，断面外层黑色，中心黄白色。气微腥，味微苦。

（六）戴氏虫草

为麦角菌科真菌戴氏虫草 *Cordyceps taii* Liang et Liu 寄生在鳞翅目昆虫幼虫体上的子座和幼虫尸体的复合体，是由我国菌物学家梁宗琦教授等在贵州省首次发现、鉴定并命名的虫草属的一种新物种，当地民间常将其作药用和保健食品。

【产地】贵州省、安徽省、河南省、湖南省、广东省等地。

【性状】虫体近圆柱形，长 2.5～4.0cm，粗 0.3～0.5cm，略弯曲，表面棕褐色至深褐色。常被菌膜所包裹，表面较平滑。背侧环纹不明显，近头部一节具骨化的背板，后两节散布不规则瘤状突起，腹侧残存短小的节钩状胸足 3 对。虫体两侧各有黑色椭圆形气门 9 个，近头部 1 个，被骨化背板所遮盖。质脆，易折断，断面黄白色，可见残留内脏痕迹。

子座多自幼虫前端口部生出，少有自虫体尾部生出；单生或 3～5 个簇生于寄主头部。近圆柱形，上端多有分支，柄弯曲，长 4.0～6.0cm，粗 0.2～0.3cm。鲜品表面鲜黄色或黄绿色，干燥后变为灰褐色至黑褐色。有的子座上端稍膨大，向上变细，无不孕端；膨大部位表面粗糙。质柔韧，易折断，断面边缘深褐色，中央类白色（图 2-27）。气淡，味微苦。

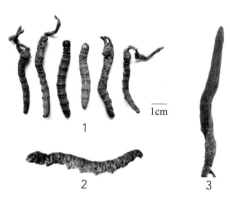

1. 外观；2. 虫体部分；3. 子座部分。

图 2-27　戴氏虫草性状特征

（七）新疆虫草

新疆虫草为麦角科虫草属真菌新疆虫草 *Cordyceps grsacilis*（Grev.）Dur et Mont 的子座及其寄主蝙蝠蛾科阿尔泰蝙蛾昆虫幼虫及幼虫尸体的复合体，一般多是僵虫，带有子实体者比较少。与冬虫夏草亲缘较接近，临床功用相似，为当地哈萨克民间习用，《新疆维吾尔自治区药品标准》（1987 年版）有收载。在药材市场流通较多，常与冬虫夏草药材混用，二者外观性状、价格完全不同，应注意区分。

【别名】阿勒泰虫草、黑槌虫草。

【产地】新疆维吾尔自治区阿尔泰山森林带和伊犁地区。

【性状】虫体呈蚕状，较细，长 2 ～ 4cm，直径 0.2 ～ 0.5cm；表面土黄色至紫褐色，有环纹 20 ～ 40 个；头部红棕色；腹部有足 8 对，中部 4 对较明显，体表略光滑（图 2-28）。体轻质脆易折断，断面略平坦，淡黄色。

头部子座偶见，细长圆柱形，稍弯曲，长 1 ～ 2cm，直径约 0.1cm；表面棕褐色，有细纵皱纹，前端膨大呈圆珠状，深棕色，无不孕顶端（图 2-28）。气微腥，味稍苦。

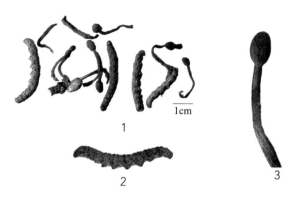

1. 外观；2. 虫体部分；3. 子座部分。

图 2-28　新疆虫草性状特征

（八）蝉花（大蝉草）

蝉花为麦角菌科真菌大蝉草 *Cordyceps cicadae* Shing 及其寄主山蝉若虫的干燥体，中医学认为其性味甘寒，具散风热、定惊镇痉作用。蝉花是我国传统的中药材之一，具有多方面的药用价值，早在宋代《证类本草》上就记载它味甘寒无毒，主治小儿天吊，惊痫瘈疭[1]，夜啼心悸，《中华药物大全》和《中华药海》中也记载了这些功能。《安徽省中药饮片炮制规范（第三版）》（2019 年版）中记载，蝉花具有疏风散热，透疹，息风止痉，明目退翳的功效。用于外感风热，发热，头昏，咽痛，麻疹初期，疹出不畅，小儿惊风，

---

[1] 瘈疭，chì zòng，即瘛疭，指手足不由自主地时缩时伸、抽动不止的表现，出《灵枢·邪气脏腑病形》。

夜啼，目赤肿痛，翳膜遮睛。

【别名】金蝉花、蛹茸、虫花。

【产地】云南省、四川省、西藏自治区、陕西省、江苏省、浙江省、福建省、甘肃省等地。

【性状】虫体呈长椭圆形，微弯曲，长约3cm，直径1～1.4cm，形似蝉蜕。头部有数枚灰黑色或灰白色树枝状子座体，长条形或卷曲，分枝或不分枝，长2～5cm，质脆易断，虫体表面棕黄色，大部分灰白色菌丝所包被，折断后可见虫体内充满粉白色或类白色松软物质，气微香（图2-29）。以具子座、个大、完整、肉白、气香者为佳。

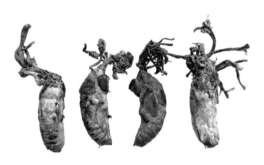

图2-29　蝉花性状特征

（九）伪品——甘露子

甘露子为唇形科植物甘露子 *Stachys sieboldii* Miq. 的地下块茎。伪造者将全草和块茎揉搓晒干，洒上石灰粉或滑石粉而成。原本为地方草药，具有解表清肺、利湿解毒、补虚健脾的功效。主治风热感冒、虚劳咳嗽、黄疸、淋证、疮毒肿痛和毒蛇咬伤等，文献记载见于《中药大辞典》和《中华本草》，《江西中药炮制规范》（1979年版）以草石蚕之名收录，用于跌打损伤等。

【别名】宝塔菜、地蚕、草石蚕、土蚕。

【产地】分布于贵州省、河北省、山西省、江苏省、安徽省、浙江省、四川省、云南省等地，生于水边或湿地。

【性状】无子座，无足，无虫体头尾之分。表面浅黄色或黄褐色，长纺锤形，不弯曲，两端略尖，长1~2.5cm，粗0.2~1cm，2~10个环节，每个环节上可见2个相对而生的点状芽痕，体表有细纵皱纹。质脆易折断，断面平坦，灰白色，中心可见一棕色环圈（形成层）（图2-30）。气微，味微甘，有黏性。

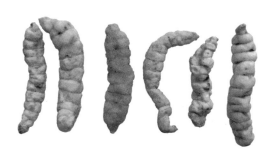

图2-30　甘露子性状特征

（十）伪品——地蚕

地蚕为唇形科植物地蚕 *Stachys geobombycis* C. Y. Wu 的地下块茎。伪造者将全草和根茎揉搓晒干，洒上石灰粉或滑石粉而成。为地方习用草药，具有益肾润肺、滋阴补血、清热除烦的功效。用于治疗肺结核咳嗽、肺虚气喘、吐血、盗汗、贫血和小儿疳积等，见于《全国中草药汇编》和《中华本草》。

【别名】土冬虫草、广西虫草、白虫草、肺痨草。

【产地】分布于浙江省、福建省、湖南省、江西省、广东省及广西省等地。

【性状】无子座，无足，无虫体头尾之分。多呈梭形或长梭形，略皱缩而弯曲，两头略尖；表面有环纹，呈螺旋形的块茎如蚕；全体有 3～15 个环节，节上有点状芽痕和须根痕，外表淡黄色或棕黄色，长 2～5cm，粗 0.3～0.7cm；质脆易折断，断面平坦，颗粒状，呈类白色，可见棕色形成层环，环上有 4 个较大的棕色维管束（图 2-31）。气微，味甘、微辛。本品放入水中浸泡易膨大，呈明显的结节状。

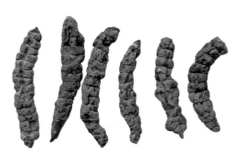

图 2-31　地蚕形状特征

三、主要混淆品的显微特征

冬虫夏草与多种混淆品亲缘接近，外观形态较为相似，不易区分。但冬虫夏草体壁四周着生长短不一的锐刺毛和长绒毛，腹足趾钩的排列等与混淆品不同，这一特点常被作为鉴别依据（图 2-32）。

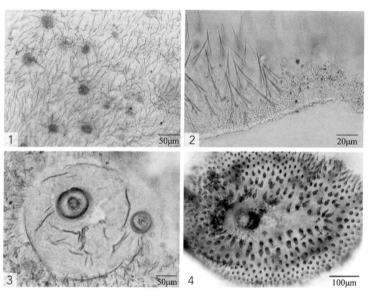

1. 体壁表面观；2. 体壁小刺毛；3. 毛片；4. 腹足趾表面观。

图 2-32　冬虫夏草虫体显微特征

（一）凉山虫草

腹节体壁特征：体壁表面粗糙，呈镂空雕纹状，小刺毛稀疏或多已脱落。体壁上毛片略呈圆形，表面亦具雕纹，边缘轮廓不清晰。毛窝圆形，位于毛片中央，直径48～60μm，边缘棕黄色，中心可见刺毛脱落残痕。

腹足趾部特征：趾部顶面观多内陷于腹足内。趾钩不易见，略呈长扁圆形环状，单环或2～3环排列，红黄色或金黄色，最内环趾钩顶面观呈长条形，侧面观略呈钩状（图2-33）。

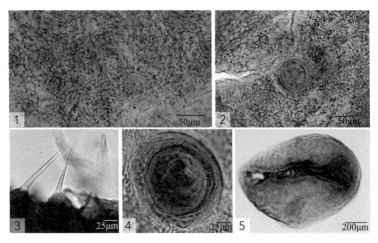

1.体壁表面观；2.毛片；3.小刺毛；4.毛窝；5.腹足趾表面观。

图2-33　凉山虫草虫体显微特征

（二）戴氏虫草

腹节体壁特征：体壁表面呈鳞片状的小格块，格块中布满棕色颗粒状物质，未见小刺毛。毛片类圆形，最大直径

770 ～ 850μm，黄棕色至深棕色，表面平滑或略皱缩，常破裂呈碎蛋壳状；近中央有一圆形毛窝，边缘棕褐色，中心下陷，淡黄色，可见刺毛脱落痕。

腹足趾部特征：趾部顶面观多平截，呈扁圆形，内侧端较外侧端略窄。趾钩黄棕色至棕色，略呈长扁圆多状均匀排布，两端及一侧者环数较少。最内环趾钩 74 ～ 85 个，顶面观呈条形，长 55 ～ 100μm，侧面观呈钩状，远长于其他各环。外层者均较短，顶面观一端钝圆，一端略尖，侧面观亦呈钩状（图 2-34）。

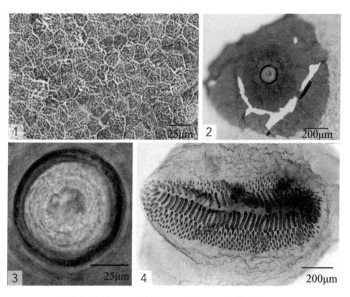

1. 体壁表面观；2. 毛片；3. 毛窝；4. 腹足趾表面观。

图 2-34　戴氏虫草虫体显微特征

（三）亚香棒虫草

本品腹足趾部特征和腹节体壁特征与戴氏虫草的基本一致。趾钩黄棕色至棕色，略呈长扁圆形多环排布，且最内环趾钩远长于其他各环。但其趾部较戴氏虫草明显，在实体显微镜下便可观察到趾钩的排布。体壁表面具龟裂纹，未见小刺毛。毛片大型，最大直径 700～1 000μm（图 2-35）。

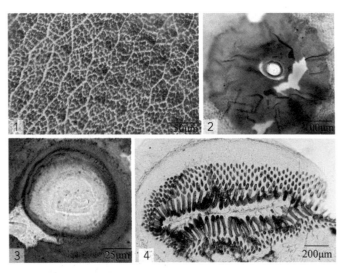

1. 体壁表面观；2. 毛片；3. 毛窝；4. 腹足趾表面观。

图 2-35　亚香棒虫草虫体显微特征

（四）新疆虫草

腹节体壁特征：体壁表面粗糙，呈网脉状，未见小刺毛。体壁上毛片类圆形，边缘轮廓不清晰，红黄色，毛窝圆形，直径 45 ~ 65μm，位于毛片中央或略偏向一侧，边缘棕黄色，中心残痕深红棕色。

腹足趾部特征：趾部顶面观多平截，发黑，显微特征不甚清晰。少数可观察到趾钩特征。本品趾钩红黄色或金黄色，呈类圆形多环排布，最内环趾钩顶面观呈短条形，外环趾钩多呈不明显的圆点状（图 2-36）。

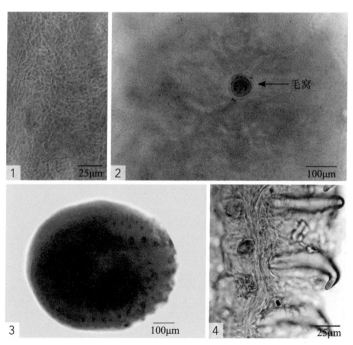

1. 体壁表面观；2. 毛片；3. 腹足趾表面观；4. 最内环趾钩。

图 2-36　新疆虫草虫体显微特征

四、混淆原因解读

（一）近源物种

冬虫夏草在分类学中所在的虫草属，广泛分布于世界各地，据不完全统计，全世界约有 500 种不同的虫草菌，仅我国就有 130 种之多，分布于 29 个省（区、市）。而虫草菌可以寄生的昆虫又有数十种，故在适宜的自然环境下，就可长成数百种形态各异的"虫草"。目前我国发现的天然虫草已有上百种，其中与冬虫夏草亲缘较近的有亚香棒虫草、古尼虫草、凉山虫草、分枝虫草、新疆虫草、戴氏虫草、峨眉虫草等，且都寄生于鳞翅目幼虫上，外观形态有的可达以假乱真的相似度，业内人士想要区分清楚都有较大难度。且现代研究表明，冬虫夏草与这些近源种不仅外观相似，且内在化学组成也相近，但是否具有明显的毒副作用有待进一步研究。

（二）形似物种

冬虫夏草明明是动物（蝙蝠蛾幼虫）与真菌（冬虫夏草菌）相结合的复合体，像甘露子、地蚕等冬虫夏草伪品为植物的块茎，两者相差甚远，怎么会有人上当受骗？一旦你见过甘露子或地蚕实物，便会心领神会了。甘露子或地蚕等虽为植物，但其块茎呈长棱形，表面多环节，其外形确实和蚕相似，因此也就有了如草石蚕、地蚕等带"蚕"字的名讳。这样的外形便给不法分子可乘之机，他们往往打着"虫草""鲜虫草"的外号进行虚假销售。

（三）同名异物

市场上常见的一些混淆品，如蝉花、蛹虫草及其栽培品虫草花等，虽同属虫草属真菌，但其寄主动物形态与冬虫夏草差异很大，这一类混淆品盛行主要有两方面原因，原因之一是习用名称相同，都同用一个别名——虫草。在这个别名盛行的情况下，所有的虫草属真菌都误被认为是冬虫夏草。第二个原因是蝉花、蛹虫草等研究应用较多，从本草记载到现代药理药化都做了较深入研究，其具有某些与冬虫夏草相似的功效，但二者价格却相差甚远，某些经营蝉花、蛹虫草的企业混淆名称，以谋取高额利润。

（四）高价诱惑

冬虫夏草因产地、品相、等级不同，其价格相差悬殊。与此相关的主要混用情况主要有产地冒充，以次（断草）充好，掺假增重，或混入低价形似药材，甚至有人工加工制作的模型压制品等。例如，市场所售的冬虫夏草产地不按真实产地标注，多集中标示为名产地西藏自治区那曲市和青海省玉树市等；又如虫草在采挖时被不慎弄断，品相等级就会下降很多，为谋取利益，商家通常会使用竹签等将断草拼接好，以完整的冬虫夏草价格出售；由于冬虫夏草价格高昂，都是按"克"买卖，市面上便出现掺盐、掺糖、浸白矾、掺硫酸铝，甚至还有注入铅粉以增加重量获益的；或者直接仿照冬虫夏草的外形，用淀粉、酥油糌粑等经压模加工染色后伪充。不过，随着药品监管部门的严厉打击，目前此类情况已比较少见。

第三章

冬虫夏草之用

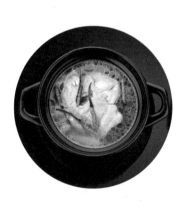

冬虫夏草最早记载于唐代藏药典籍《月王药诊》中，称其能"治肺部疾病"；随后又在《藏本草》中对其功效进行补充，认为其能"补肾，润肺"。由此可见，早在唐代，冬虫夏草治疗肺、肾相关疾病的功效便已被藏医药家发现。而直到清代，冬虫夏草才被中医应用。《本草从新》中记载："冬虫夏草，甘平，保肺益肾，止血化痰，止劳咳"，所记载的功效与现代《中国药典》基本一致。随后赵学敏所著《本草纲目拾遗》有"夏草冬虫，出四川江油县化林坪，夏为草，冬为虫，长三寸许，下跌六足，以上绝类蚕，羌俗采为上药。功与人参同"，进一步阐述了冬虫夏草为上药，功同人参，能治诸虚百损，说明了冬虫夏草药用的重要性。

第一节　冬虫夏草的药理作用

随着现代生物学、医药学以及生态学等多个学科研究水平的不断提高，人们对冬虫夏草的关注度也越来越高，研究也越来越深入。冬虫夏草主要活性成分包括核苷、甾醇、多糖、多肽和虫草酸等。目前研究已经证实冬虫夏草具有保肺、护肾、抗肿瘤、免疫调节、抗衰老和壮阳等多种药理作用。冬虫夏草及其制剂在临床上应用广泛，多用于治疗肾脏疾病、呼吸系统疾病、肝脏疾病等（图3-1），临床效果显著。

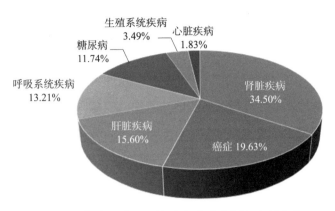

图 3-1　冬虫夏草用于治疗各疾病的研究文献占比

一、对肾脏的保护作用

肾脏系人体五脏之一，基本功能为排泄体内的代谢废物，调节水、电解质及酸碱平衡，在传统中医药理论中，肾主藏精，主发育、生长、生殖。因此，其功能的急剧恶化对健康的影响极为严重，有时甚至是致命性的，最常见的便是肾损伤。

对肾脏的保护作用是冬虫夏草的主要药理作用之一。现代研究表明，冬虫夏草对各种因素引起的肾脏损伤，如肾纤维化、肾炎、糖尿病肾病、肾移植和急性肾功能衰竭等疾病均具有改善作用。主要表现有：一是冬虫夏草可通过抑制肾纤维化，降低血尿素氮和肌酐水平，改善肾脏功能，从而有助于糖尿病肾病恢复；二是通过抑制系膜细胞区 IgA 免疫复合物，降低尿中红细胞及蛋白含量，对慢性肾小球肾炎起到保护作用；三是通过调节肾组织中诱导因子和相关脂质运载蛋白而起到保护肾脏的作用，以此缓解缺血缺氧引起的肾损伤。另外，冬虫夏草还可延缓慢性肾功能衰竭，提高生殖能力，改善贫血、代谢及性功能紊乱。

目前，常用于临床治疗肾功能疾病的冬虫夏草制剂有手参肾宝胶囊、复方手参丸、健肾益肺颗粒和虫草参芪膏等。临床研究显示，冬虫夏草复方手参丸对糖尿病肾病患者的血糖控制和肾功能恢复具有较好的疗效。

二、对肺脏的保护作用

肺脏是呼吸系统的主要器官，通过肺的呼吸作用，机体不断吸进清气、排出浊气，吐故纳新，实现机体与外界环境之间的气体交换，以维持人体的生命活动。肺也是人体重要的造血器官，故与心血管系统有着密切的联系。肺脏除了主管呼吸功能外还具备非呼吸性的防御、免疫及内分泌代谢功能。在传统中医药理论中，肺主气，司呼吸，主行水，称"肺为水之上源"。

冬虫夏草具有补肺益肾、化痰止咳的作用。现代医学的药理和临床研究表明，冬虫夏草对多种呼吸道疾病具有显著疗效，如慢性阻塞性肺疾病、肺纤维化和支气管哮喘等；通过抑制转化生长因子的生成，减轻肺纤维化程度，改善肺部病理组织结构，从而达到对肺部的保护作用；通过减轻气道重塑，抑制炎症细胞及炎症因子在肺内聚集，从而抑制急性支气管哮喘；通过清除氧自由基，提高机体的抗氧化能力，抑制氧自由基对生物膜的脂质过氧化作用，减轻细胞损伤，减少肺组织及血清中过氧化产物 MDA 产生、增加肺组织及血清中 SOD 活性，从而调整 I 型／II 型细胞因子平衡达到抗纤维化作用。

临床用于治疗肺部疾病的冬虫夏草制剂主要有蛤蚧治痨丸、参七虫草胶囊、虫草蛤蚧散、虫草清肺胶囊和参芪益肺糖浆等，经典方中记载的冬虫夏草复方有蛤蚧固金汤、平喘丸和平喘固本汤等。对于肺纤维化患者，临床常用参七虫草胶囊、虫草蛤蚧散，可显著缓解肺纤维化的病理改变，抑制炎症因子的浸润，提高患者机体免疫能力。另外，虫草蛤蚧散还能促进组织更新和修复，对治疗支气管扩张也有显著疗效。

三、免疫调节作用

免疫调节是指免疫系统中的免疫细胞和免疫分子之间，以及与其他系统如神经内分泌系统之间的相互作用，使得免疫应答以最恰当的形式使机体维持在最适当的水平。

冬虫夏草对人体免疫功能具有双向调节作用，既能够提升自身免疫能力，也能够发挥免疫抑制作用。研究发现，冬虫夏草中含有的虫草多糖、麦角甾醇、虫草酸等成分对单核巨噬细胞、T淋巴细胞、B淋巴细胞和NK细胞都有刺激活化作用，能增强单核巨噬细胞功能，提高脾脏指数，增加胸腺质量，缓解迟发型变态反应，具有良好的免疫调节作用。同时，冬虫夏草多糖可促进T淋巴细胞、B淋巴细胞增殖及抗体生成，全面减轻或制止细胞免疫功能紊乱状态。

在抑制免疫力方面，从冬虫夏草提取物中获得的多球壳菌素通过结构改造可合成免疫抑制剂（FTY720），该免疫抑制剂可直接作用于淋巴细胞，促进外周淋巴细胞归巢，降低外周血中淋巴细胞数量，同时还能用于抑制器官移植的免疫排斥反应。

四、抗肿瘤作用

在冬虫夏草众多药理学作用中，抗肿瘤作用的文献报道较多。大量药理实验研究证明，冬虫夏草对多种肿瘤细胞具有显著的抑制作用。通过对国内外相关文献进行检索和总结，发现冬虫夏草对肺癌、肝癌、黑色素瘤、骨髓瘤、白血病、淋巴瘤、睾丸间质瘤细胞等均有作用，冬虫夏草的抗肿瘤作用非单一成分所为，其活性成分包括虫草素、多糖和甾醇类等物质。冬虫夏草具有一定的抗肿瘤作用，其抗肿瘤活性成分通过抑制核酸、蛋白质合成或葡萄糖跨膜转运，直接抑制肿瘤细胞的生长，同时活性成分能促进免疫细胞的增殖、分泌，增强免疫细胞的功能，通过宿主介导而发挥抗肿瘤作用。其中，冬虫夏草多糖通过抑制肿瘤细胞DNA合成，干扰蛋白质代谢，抑制肿瘤细胞的分裂增殖，诱导肿瘤细胞凋亡；冬虫夏草中所含有的麦角甾醇可以通过靶向阻碍JAK2/STAT3信号传导通路激活，从而抑制多发性骨髓瘤细胞血管生成，可杀死多发性骨髓瘤细胞。

临床上冬虫夏草制剂也被广泛用于治疗多种肿瘤疾病，如康力欣胶囊，由冬虫夏草、九香虫、阿魏等组成，能使晚期非小细胞肺癌患者的白细胞下降、血红蛋白减少、胃肠道反应及肝肾功损害等明显降低；还能明显改善中晚期食管癌放化疗患者的免疫功能。

五、抗衰老作用

衰老是人体机能变缓的直接表现，也是一种自然的过程，衰老的原因主要有：人体过度氧化的危害会加速衰老、疾病、死亡；肿瘤迅速生长；炎症、自身免疫反应而使身体健康遭受破坏；细胞的间隙被代谢废物充填导致细胞衰老；细胞突变、染色体畸变也会诱发衰老，常见原因包括电离辐射、放射线危害等；精神打击，也会让人突然衰老。

冬虫夏草具有抗自由基、延缓衰老的作用，是一种天然抗氧化药物。研究表明，冬虫夏草可提高超氧化物歧化酶、谷胱甘肽过氧化物酶、过氧化氢酶含量，清除羟自由基、超氧阴离子自由基、脂质过氧自由基及过氧化氢，降低过氧化产物 MDA 水平，从而产生抗氧化作用。同时，冬虫夏草可增强机体体液免疫功能、改善机体功能，从而延缓衰老。

目前市场上，冬虫夏草已被作为活性组分添加至抗衰老的化妆品中，如冬虫夏草面膜和冬虫夏草原液精华乳等。

六、促进雄性激素分泌

雄性激素是维持正常性欲及生殖功能的激素。缺乏雄性激素，会引起很多健康问题。雄性激素能够调节人体脂肪组织的分布和组成百分比，抑制体内脂肪的增加或增多。低雄性激素水平会造成肥胖、腹部脂肪堆积，其他代谢疾病也很可能如影随形。

冬虫夏草具有补肾的功效，不仅表现为对肾脏有保护作用，还因为冬虫夏草具有类似雄性激素作用。研究发现，冬虫夏草可有效拮抗由环磷酰胺导致的小鼠睾丸的氧化损伤，从而使小鼠的生精功能得到恢复。冬虫夏草水提液能使摘除睾丸的幼年大鼠精囊质量明显增加，但不影响幼年小鼠子宫质量；还可使雄鼠血浆皮质醇含量增加，也可使肾上腺胆固醇含量增加、肾上腺增重；有防治氢化可的松所致的"类阳虚"作用。

临床上常运用冬虫夏草类雄性激素的作用，用于温肾养精，常用冬虫夏草制剂包括鹿精培元胶囊、生精胶囊、人参鹿茸丸、虫草补肾胶囊和鹿尾补肾丸等。例如，生精胶囊由人参、鹿茸、冬虫夏草、枸杞等组成，能提高垂体促性腺激素分泌，促进性器官发育；虫草补肾胶囊能使男性血清睾酮含量明显提高，均为治疗男性不育症的常用药物。

七、降血糖作用

糖尿病是一组以高血糖为特征的代谢性疾病。高血糖是由于胰岛素分泌缺陷，或其生物作用受损，或两者兼有引起。糖尿病时长期存在的高血糖，易导致各种组织，特别是眼、肾、心脏、血管、神经的慢性损害、功能障碍。

冬虫夏草对糖尿病有较好的治疗作用，其可降低血糖水平，保护胰岛 B 细胞，提高对胰岛素的敏感性，及促进脂类的代谢，并能改善胰岛素抵抗。如含冬虫夏草的制剂地骨降糖胶囊、地骨降糖丸等，能用于阴虚血瘀所引起的糖尿病。

另外，冬虫夏草对治疗心血管疾病方面也有一定作用，如冬虫夏草制剂洛布桑胶囊，由红景天、冬虫夏草、手参组成，具有益气养阴、活血通脉的作用，用于治疗气阴两虚、心血瘀阻等症。

第二节　冬虫夏草制剂

一、冬虫夏草制剂概况

冬虫夏草具有补肾益肺、止血化痰的功效，常用于肾虚精亏、阳痿遗精、腰膝酸痛、久咳虚喘、劳嗽咯血等。现代研究表明，冬虫夏草主要含有蛋白质、氨基酸类、糖醇类、核苷类、生物碱类以及微量元素，药理临床研究发现，这些物质普遍具有抗肿瘤、抗辐射、抗菌、免疫调节等作用，临床上冬虫夏草及其制剂主要作为强壮滋补药。

目前，以冬虫夏草直接为原料的制剂主要有丸剂（鹿尾补肾丸、温肾全鹿丸、芪桑益肝丸等）、口服液（虫草精口服液、复方虫草口服液等）、片剂（灭澳灵片、二夏清心片、利肺片等）、胶囊剂（固本强身胶囊、虫草清肺胶囊、手参肾宝胶囊等）、颗粒剂（益髓颗粒、六味壮骨颗粒等）以及煎膏剂（虫草参芪膏等），各剂型占比见图3-2。还有以发酵虫草菌粉为原料的制剂，如宁心宝胶囊、心肝宝胶囊、至灵胶囊、百令胶囊、金水宝胶囊、惠血生胶囊等，品类丰富（表3-1）。

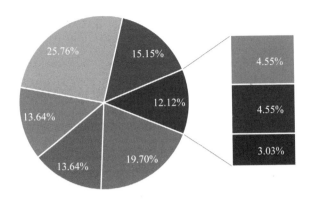

■ 丸剂 □ 口服液 ■ 片剂 ■ 胶囊剂 ■ 酒剂 ■ 颗粒剂 ■ 煎膏剂 ■ 其他

图 3-2　冬虫夏草制剂中各剂型占比

表 3-1　临床常用的冬虫夏草制剂

制剂名称	组方	功效	出处
复方手参丸	冬虫夏草、手参、黄精、西藏棱子芹、喜马拉雅紫茉莉、天冬、锁阳、蒺藜、马尿泡、诃子	温肾助阳	《国家中成药标准汇编》内科肾系分册
芪桑益肝丸	冬虫夏草、黄芪、虎杖、苦参、桑寄生、青叶胆、龟板、三七	健脾益肾、活血化瘀、清利湿热	《国家中成药标准汇编》内科肝胆分册
复方虫草口服液	冬虫夏草、枸杞子、淫羊藿、山楂、甘松、蜂王浆、蜂蜜	滋补肝肾、补肺宁心、醒脾开郁	《国家中成药标准汇编》内科气血津液分册

制剂名称	组方	功效	出处
灭澳灵片	冬虫夏草、板蓝根、刺五加、金银花	清热解毒、益肝补肾	《卫生部药品标准》中药成方制剂第 8 册
利肺片	冬虫夏草、百部、百合、五味子、枇杷叶、白及、牡蛎、甘草、蛤蚧	驱痨补肺、镇咳化痰	《国家中成药标准汇编》内科肺系(一)分册
二夏清心片	冬虫夏草、半夏(麸炒)、竹茹(麸炒)、枳实(麸炒)、陈皮、茯苓、炙甘草、石菖蒲、葛根、干姜	健脾祛痰、清心除烦	《国家中成药标准汇编》内科心系分册
百令胶囊	由冬虫夏草分离得到的真菌中华束丝孢(*Synnematium sinensis* Yin et Shen),经液体发酵培养所得菌丝体的干燥粉末制成的胶囊	补肺肾、益精气	《卫生部药品标准》新药转正第 5 册
金水宝胶囊	发酵虫草菌粉(Cs-4)制成的硬胶囊	补益肺肾、秘精益气	《中国药典》2020 年版一部
固本强身胶囊	冬虫夏草、人参、乌鸡(去毛爪肠)、花粉、淫羊藿、枸杞子、何首乌	补虚益气、润肺保肝	《卫生部药品标准》中药成方制剂第 12 册
虫草芪参胶囊	冬虫夏草、黄芪、丹参、红花、酸枣仁(炒)	补肺益肾、活血化瘀	《国家药品标准》新药转正第 52 册

制剂名称	组方	功效	出处
益髓颗粒	冬虫夏草、熟地黄、枸杞子、丹参、巴戟天、山茱萸、牡丹皮、黄芪、紫梢花、马钱子粉、当归、川芎、鹿茸、黄精、山药、鸡血藤、人参、牛脊髓(鲜)	益精填髓、补肾壮阳	《卫生部药品标准》中药成方制剂第4册

二、冬虫夏草制剂与服用

(一)冬虫夏草复方口服制剂

口服制剂有很多剂型，最常见的如散剂、胶囊剂、片剂、丸剂、颗粒剂等，各种剂型特点不一样。其中，散剂吸收、起效迅速，制备简便，但具有原药材本身气味，有的患者难以接受，且易吸潮、氧化。胶囊剂可以掩盖不良气味，且起效迅速，还能延缓或定位释放药物，但具有粒大不易吞咽的弊端。片剂具有药物成分分布均匀，服用、携带、运输等较方便的优点，但片剂中需加入若干赋形剂，并经过压缩成型，有时影响其生物利用度，且儿童及昏迷患者不易吞服。丸剂溶出缓慢，可以延长药效。颗粒剂用开水冲服，接近传统汤剂，具有易吸收、起效快、药物稳定性高等特点。

冬虫夏草暂无以单味药投料制成的制剂，其通常与其他中药饮片一同组成成方制剂，方中各组成药味共同发挥作用，不同的复方口服制剂需要根据患者的具体症状辨证施治，中病即止。常见的冬虫夏草复方口服制剂有以下几种。

1. 鹿尾补肾丸

【处方】冬虫夏草，鹿尾（去毛），牡丹皮，当归（酒蒸），山药，党参（蒸），龟甲胶，菟丝子（盐蒸），锁阳（蒸），桑螵蛸（盐蒸），泽泻，黄精（蒸），杜仲（微炒），鹿角胶，巴戟天（盐蒸），莲须，蛤蚧（去头、鳞），茯苓，金樱子（去核盐蒸），枸杞子，鹿茸（酒蒸），骨碎补，覆盆子（盐蒸），黄芪。

【功效】补肾填精，强筋壮骨，益气补血。

【主治】用于肾虚精亏，气血虚弱，头晕眼花，健忘遗泄，腰酸腿疼等症。

【用法用量】口服。1 次 3g，1 日 3 次。

【注意】感冒发热忌服。孕妇忌服。

【规格】每袋装 30g。

【贮藏】密闭，防潮。

2. 温肾全鹿丸

【处方】冬虫夏草，人参，鹿角胶，补骨脂（盐炒），黄柏，巴戟天（制），锁阳，川牛膝，五味子（醋炙），小茴香

（盐炒），老鹳草膏，鹿茸，菟丝子，杜仲（炭），黄芪（蜜炙），香附（醋炙），牛乳，大青叶，龙眼肉，秋石，楮实子，鹿角，茯苓，葫芦巴（炒），鹿鞭，天冬，麦冬，柴狗肾，熟地黄，甘草，牛膝，琥珀，鲜鹿肉（带骨），没药（醋炙），益母草膏，枸杞子，远志肉（甘草水炙），鹿尾，肉苁蓉（酒炙），花椒，覆盆子，紫河车，川芎，白术（麸炒），当归，陈皮，沉香，红花，地黄，木香，砂仁，续断，黄芩，山药，木瓜，酸枣仁（炒），桑白皮（蜜炙）。

【功效】温肾固精，益气养血。

【主治】适用于肾阳虚弱、气血亏损引起的头晕健忘，目暗耳鸣，腰膝酸软，倦怠嗜卧，阳痿滑精，宫寒带下，滑胎小产。

【用法用量】口服。1次1丸，1日2次。

【注意】忌气恼劳碌，节制性生活。忌食生冷食物。服用前应除去蜡皮、塑料球壳；本品可嚼服，也可分份吞服。

【规格】每丸重9g。

【贮藏】密封。

3. 人参鹿茸丸

【处方】冬虫夏草，人参，鹿茸（去毛，酥油炙），补骨脂（盐炒），巴戟天（甘草水炙），当归，杜仲，牛膝，茯苓，菟丝子（盐炒），黄芪（蜜炙），龙眼肉，五味子（醋蒸），黄柏，香附（醋炙）。

【功效】滋肾生精，益气补血。

【主治】适用于肾精不足，气血两亏。症见神疲乏力，心悸气短，食少失眠，耳鸣耳聋，腰膝酸软，遗精盗汗，崩漏带下。临床主要用于治疗性功能障碍、再生障碍性贫血、肺源性心脏病等病症属肾精不足、气血两亏者。

【用法用量】口服。1次1丸，1日1~2次。

【规格】每丸重9g。

【贮藏】密封。

4. 诃子吉祥丸

【处方】冬虫夏草，诃子，藏木香，木香，渣驯膏，山奈，益母草，鬼臼，胎盘，硼砂，冷蒿，刺柏，牛黄，丁香，红花，朱砂，熊胆，沙棘膏。

【功效】清热，抑风。

【主治】适用于龙盛上行引起的身体沉重，出汗，胃肠胀鸣，神志不清，谵语，寒热相搏引起的头痛、四肢及肾腰疼痛。

【用法用量】口服。1次2~3丸，1日3次。

【规格】每丸重0.5g。

5. 复方虫草口服液

【处方】冬虫夏草，枸杞子，淫羊藿，山楂，甘松，蜂王浆。

【功效】滋补肝肾，补肺宁心，醒脾开郁。

【主治】用于久病虚弱，记忆减退，咳喘，阳痿，高血脂等症。

【用法用量】口服。1次10ml，1日2次。

【注意】忌辛辣，生冷、油腻食物。儿童、糖尿病患者禁用，感冒发热患者不宜用。本品宜饭前服用。高血压、心脏病、肝病、肾病等慢性疾病患者及孕妇应在医师指导下服用。服药2周症状无缓解，应去医院就诊。对本品过敏者禁用，过敏体质者慎用。

【规格】每瓶（1）10ml；（2）100ml。

【贮藏】密封，置阴凉处。

6. 二夏清心片

【处方】冬虫夏草，半夏（麸炒），竹茹（麸炒），枳实（麸炒），陈皮，茯苓，炙甘草，石菖蒲，葛根，干姜。

【功效】健脾祛痰，清心除烦。

【主治】痰浊内阻的心悸、虚烦不眠、惊悸不宁、痰涎壅盛、神疲萎靡等，以及冠心病及神经官能症见上述证候者。

【用法用量】口服。1次3片，1日3次；或遵医嘱。

【禁忌】孕妇禁服。

【规格】基片重 0.26g。

【贮藏】密封。

7. 手参肾宝胶囊

【处方】冬虫夏草，手参，黄精，天冬，烈香杜鹃。

【功效】温肾补阴，添精补髓。

【主治】肾精不足，精血两亏，阳痿遗精，腰膝酸软，眩晕乏力。

【用法用量】口服。1 次 1~2 粒，1 日 1 次。

【注意】感冒发热患者不宜服用。本品宜饭前服用。高血压、心脏病、糖尿病、肝病、肾病等慢性病患者应在医师指导下服用。

【规格】每粒装 0.3g。

【贮藏】密封。

8. 虫草清肺胶囊

【处方】冬虫夏草，沙棘膏，南五味子，百部，白及，百合，枇杷叶，牡蛎，蛤蚧，甘草。

【功效】润肺补气，清肺化痰，止咳平喘。

【主治】用于气阴两虚，痰热阻肺所致的咳嗽痰多，气喘胸闷；慢性支气管症见上述证候者。

【用法用量】口服。1 次 2~3 粒，1 日 3 次，儿童减半。

【规格】每粒 0.3g。

【贮藏】密封。

9. 利肺片

【处方】冬虫夏草，百部，百合，五味子，枇杷叶，白及，牡蛎，甘草，蛤蚧。

【功效】祛痨补肺，镇咳祛痰。

【主治】用于肺痨咳嗽，咯痰，咯血，气虚哮喘，慢性气管炎。

【用法用量】口服。1次5片，1日3次。

【注意】如有胃肠不适，可饭后服用。儿童用药应遵医嘱。

【规格】每片重0.25g。

【贮藏】密封。

10. 健肾益肺颗粒

【处方】冬虫夏草，鹿茸，人参，黄芪，当归，枸杞子，党参，丹参，地黄，麦冬，五味子。

【功效】滋阴补肝，健肾益肺。

【主治】用于气阴两伤所致虚衰诸症。

【用法用量】开水冲服。1次5~10g，1日2~3次。

【注意】糖尿病患者慎服。忌与五灵脂、藜芦同用。

【规格】每袋重10g。

【贮藏】密封，置阴凉处。

（二）发酵虫草菌粉复方口服制剂

由于冬虫夏草生长环境特殊，采集困难，价格昂贵，无法满足日益增长的社会需求，以生物技术和发酵工程生产发酵菌丝体开始登上历史舞台，以代替冬虫夏草改善患者病痛。发酵菌粉化学成分、药理作用与冬虫夏草类似，常用于治疗高脂血症、慢性支气管炎及性功能低下等疾病。但由于所选菌株不同，其发酵产物也有一定差异。常见的冬虫夏草复方口服制剂有以下几种。

1. 金水宝胶囊

【处方】发酵虫草菌粉（Cs-4）制成的硬胶囊。

【功效】补益肺肾，秘精益气。

【主治】用于肺肾两虚，精气不足，久咳虚喘，神疲乏力，不寐健忘，腰膝酸软，月经不调，阳痿早泄；慢性支气管炎、慢性肾功能不全、高脂血症、肝硬化见上述证候者。

【用法用量】口服。1 次 3 粒，1 日 3 次；用于慢性肾功能不全者，1 次 6 粒，1 日 3 次。

【规格】每粒装 0.33g。

【贮藏】密封。

2. 心肝宝胶囊

【处方】由冬虫夏草分离得到的真菌粉红胶霉 *Gliocladium*

roseum（Link.）Thom，经人工培养发酵的菌丝体加工制成的胶囊。

【功效】补虚损，益精气，保肺益肾，扶正固本。

【主治】适用于肺肾两虚、精气不足引起的胁痛、心悸、不寐等症，适用于慢性乙型活动性肝炎，肝硬化；房性，室性早搏，心动过速、心动过缓；顽固性失眠症及肾病综合征，癌症辅助治疗。

【用法用量】口服，一次4粒，一日3次。

【注意】忌食辛辣油腻食物。

【规格】每粒装0.25g。

【贮藏】密封。

3. 至灵胶囊

【处方】由冬虫夏草分离得到的真菌孢霉属 *Mortierella* sp. 经人工培养发酵的菌丝体加工制的胶囊。

【功效】补肺益肾。

【主治】适用于肺肾两虚所致咳喘、浮肿等症，亦可用于各类肾病、慢性支气管哮喘、慢性肝炎及肿瘤的辅助治疗。

【用法用量】口服。1次2~3粒，1日2~3次，或遵医嘱。

【规格】每粒装0.25g。

【贮藏】密封，置阴凉处。

4. 百令胶囊

【处方】发酵冬虫夏草菌粉（Cs-C-Q80）。

【功效】补肺肾，益精气。

【主治】用于肺肾两虚引起的咳嗽，气喘、咯血、腰背酸痛、面目虚浮、夜尿清长；慢性支气管炎，慢性肾功能不全的辅助治疗。

【用法用量】口服，规格（1）一次 5~15 粒或规格（2）一次 2~6 粒，一日 3 次。慢性肾功能不全规格（1）一次 10 粒或规格（2）一次 4 粒，一日 3 次；8 周为 1 个疗程。

【注意】外感实证咳端者慎用。服药期间忌辛辣食物。

【规格】（1）每粒装 0.2g；（2）每粒装 0.5g。

【贮藏】密封，置阴凉干燥处。

5. 五味治肝片

【处方】虫草头孢菌粉，刺五加，板蓝根，金银花，六神曲。

【功效】清热解毒，益气养阴。

【主治】用于证属热毒未清，气阴两虚的慢性肝炎。

【用法用量】口服。1 次 5 片，1 日 3 次。3 个月为 1 个疗程。或遵医嘱。

【禁忌】孕妇慎服。

【规格】基片重 0.25g。

【贮藏】密闭，置阴凉干燥处。

三、与冬虫夏草相关的保健食品与服用

2010 年底，国家质检总局曾发布《关于冬虫夏草不得作为普通食品原料的通知》（质检食监函〔2010〕243 号），禁止企业用冬虫夏草为原料生产食品，冬虫夏草只有药品属性。2016 年，国家食品药品监督管理总局组织开展了对冬虫夏草、冬虫夏草粉及纯粉片产品的监测检验，有关专家分析研究得出，长期食用冬虫夏草、冬虫夏草粉及纯粉片等产品可能会造成砷过量摄入，存在较高风险，并强调冬虫夏草属中药材，不属于药食两用物质。目前市面上常见的与冬虫夏草相关的保健食品，大多是以发酵虫草菌粉为原料的加工品，主要用于免疫调节。

保健食品是适宜于特定人群的、具有一定保健功能的、不以治疗疾病为目的的产品。保健食品不能代替药品，也并非人人都需要。近年来，保健食品市场混乱，尤其是许多不法商家常针对保健食品制作虚假广告和夸大宣传。冬虫夏草被打着保健品旗号过度宣传屡禁不止，但作为传统的滋补中药材，其功效不能盲目否定，必须在医师的指导下合理食用。消费者需要做好防范，警惕以防治疾病为噱头，声称"绝对安全"或"完全没有副作用"的宣传。应根据自身体质状况，选择适合的产品，严格按照食用方法和食用量服用。如果感到身体不适，务必及时就医，以免贻误治疗时机。

第三节　冬虫夏草的合理应用

一、冬虫夏草的传统使用

　　冬虫夏草具有较高的医疗价值，而且资源有限，是目前最为名贵的中药材之一，有"药中黄金"之称。自清代雍正年间起，中医临床对冬虫夏草的应用渐为频繁，中华人民共和国成立以来，历版《中国药典》中也均有收录。2020年版《中国药典》载，冬虫夏草味甘，性平。归肺、肾经。有补肾益肺，止血化痰之功效。传统临床常用冬虫夏草治疗慢性支气管炎、哮喘、肺气肿等呼吸道疾病，结核病，肾阳虚证，体质虚弱，肝脏和肾脏疾病等，疗效确切，毒副作用少（图3-3）。

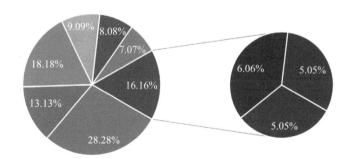

图3-3　传统临床治疗疾病常用验方占比

（一）用法分析

1. 补肾益精　用于肾阳虚证。冬虫夏草补肾阳，兼能益肾精，常用于肾阳虚精血不足之阳痿、遗精及腰膝酸软等。冬虫夏草与菟丝子、蒺藜、巴戟天等同用，可增强补肾秘精之效，治阳痿、遗精、腰膝酸痛等。

2. 补肺肾气、平喘　用于虚喘。冬虫夏草补肺肾气以止喘咳，常用于久咳虚喘劳嗽咯血；也可配伍用于自汗，盗汗。

（1）虚喘、久咳：治肺虚咳喘，或肺肾两虚、咳喘不已、呼长吸短者，常与人参、胡桃肉等同用，以补益肺肾、纳气平喘。若肺虚阴亏、劳嗽痰血、久咳不止，常与阿胶、麦门冬、川贝母等同用，以补肺养阴、化痰止咳。

（2）自汗、盗汗：治气虚自汗不止，可用本品做成菜肴常食；如配黄芪、人参、白术等同用，则更能增加止汗之效。若阴虚盗汗，可配生地黄、熟地黄、黄芪等同用，以滋阴益气而止汗。

（二）冬虫夏草常用配伍

1. 冬虫夏草配北沙参　冬虫夏草长于补肺气，益肺阴；北沙参善于养肺阴，消肺热。两药伍用，润肺化痰、止咳平喘之功更著。适用于肺之气阴两虚所致的久咳劳嗽等。

2. 冬虫夏草配补骨脂 冬虫夏草长于温肾补肺、止嗽定喘，补骨脂善于补肾壮阳、纳气平喘。两药伍用，增强补肾壮阳、纳气定喘之功。适用于肺肾两虚、摄纳无权所致的久咳虚喘等。

3. 冬虫夏草配枸杞子 冬虫夏草长于温肾补肺，枸杞子善于补益肝肾。两药伍用，增强温肾补肝之功。适用于肝肾亏虚之腰痛乏力等。

4. 冬虫夏草配阿胶 冬虫夏草长于温肾补肺，阿胶善于养血止血、滋阴润肺。两药伍用，增强温肾助阳、滋阴润肺、养血止血之功。适用于气阴不足、劳嗽咳血等。

（三）常用单验方

1. 呼吸系统疾病（支气管炎、哮喘、肺气肿等）

（1）平喘散：冬虫夏草 4g，蛤蚧 4g，黄芪 18g。共为细末，水煎服，每日 1 剂。治疗支气管哮喘（《辽宁中医杂志》）。

（2）虫草屏风汤：冬虫夏草、防风、白术各 10g，黄芪 30g。每日 1 剂，水煎 2 次，早、晚分服，15 天为 1 个疗程。预防支气管哮喘发作（《浙江中医杂志》）。

（3）咳喘平汤：冬虫夏草、黄芪各 15g，川贝母 12g，苦杏仁、桔梗、侧柏叶各 10g，地龙 12g，甘草 6g。痰多寒盛者加制附片、远志各 9g，细辛 3g；兼黄痰者加黄芩 12g、瓜蒌 15g；属阳气不足喘甚者加补骨脂 15g。水煎服，并配合中药穴位外贴方（苦杏仁 24g，陈皮 18g，半夏、白芥子各 15g，细辛 5g，鱼腥草 30g。药味研末，米醋调膏，贴天突、大椎、背部肺俞、定喘穴，隔 1 日换药 1 次，10 日为 1 个疗程）。治疗慢性支气管炎（《陕西中医》）。

（4）冬虫夏草、党参各 15g，山药 25g。水煎，每日 1 剂，分 2 次服。治疗慢性支气管炎、肺气肿。《野菜食疗偏方》

（5）虫草汤：冬虫夏草 8g，当归、金银花各 20g，甘草 6g。益肾补肺，活血开痹（《陕西中医》）。

2. 结核病（肺结核等）

（1）冬虫夏草 10g，黄芩 10g，白及 10g，百部 10g，天冬 10g，黄药子 6g，陈皮 6g，牡蛎 10g，莱菔子 10g。水煎服。治疗肺结核、咳血、盗汗（《新编千家妙方》）。

（2）冬虫夏草 6g，辽参 9g，酒百部 6g，炙百合 15g，川贝母 9g，桑白皮 9g，地骨皮 12g，炒苦杏仁 6g，柴胡 4.5g，石斛 9g，五味子 4.5g，炙鳖甲 12g，丝瓜络 9g，怀牛膝 9g。水煎服，分 3 次服用。治疗结核性胸膜炎及肺结核（《祖传秘方大全》）。

3. 肾阳虚证

（1）冬虫夏草、党参、白术、枸杞子、韭菜子各 12g。

水煎服，每日 1 剂，1 个月为 1 个疗程。治肾虚阳痿（《养生抗衰老中药的应用与研究》）。

（2）壮阳起痿丸：冬虫夏草、党参、炒白术、枸杞子、熟地黄、阳起石、净韭菜子各 12g，炙鳖甲、生龟板各 30g，杜仲、锁阳、淫羊藿、当归、川续断、肉苁蓉、补骨脂、紫河车、炙甘草各 9g，菟丝子 15g，人参 10g，鹿茸 9g，蛤蚧 6g。共研为末，炼蜜为丸，如梧桐子大，金箔为衣。日服 3 次，每服 3～6g，1 个月为 1 个疗程。健脾温肾，治肾虚型阳痿（《古今性病验方选萃》）。

4. 肾脏疾病

（1）肾炎汤：冬虫夏草 6g，黄芪 30g，太子参 30g，白术 12g，茯苓 30g，丹参 20g，红花 10g，当归 12g，益母草 30g。肝肾阴虚，加知母 12g，黄柏 10g，枸杞子 15g，山茱萸 10g；尿蛋白长期不消者加蝉蜕 10g，全蝎 10g，芡实 15g。每日 1 剂，水煎服，分 2 次服用。治疗慢性肾炎（《吉林中医药》）。

（2）慢性肾衰方：冬虫夏草 12g，西洋参 9g，百合 12g。水煎服。治疗慢性肾功能衰竭、正气虚衰证（《中国中医秘方大全》）。

5. 脱发斑秃

冬虫夏草 30g，补骨脂 24g，白酒 200ml。上药用酒浸 7 日备用。外擦患处，每日擦 3 次。治斑秃（《常见杂病的防治与验方》）。

二、冬虫夏草方剂举例

（一）冬虫夏草炖胎盘

药物组成：冬虫夏草 10 ~ 15g，鲜胎盘 1 个。

功效主治：补气益血。适用于阳痿、遗精、盗汗、肺结核、贫血、老年慢性气管炎。

用法：将冬虫夏草与胎盘加水置于瓦盅内，隔水炖熟。吃胎盘喝汤。每周 1 次，一般 1 ~ 2 次可见效（《饮食疗法》）。

（二）冬虫夏草酒

药物组成：冬虫夏草 60g，白酒 240g。

功效主治：补气血，助生发，乌须黑发。适用于圆形脱发，脂溢性脱发，神经性脱发，小儿头发生长迟缓。

用法：冬虫夏草浸酒内 7 个昼夜。用牙刷蘸酒外戳 1 ~ 3 分钟，早、晚各 1 次（《赵炳南临床经验集》）。

（三）骨髓丸

药物组成：牛骨髓 250g，人参 15g，熟地黄 30g，龙骨 30g，鹿角胶 30g，冬虫夏草 30g，制首乌 30g，北沙参 30g。

功效主治：养肝肾，益精血。主治白血病。

用法：上为末，用煮熟的牛骨髓或少许蜂蜜为丸。每服3g，1日3次（《古今名方》引《锦方汇集》）。

（四）蛤蚧固金汤

药物组成：熟地黄6钱，怀山药3钱，冬虫夏草3钱，茜草根2钱，炙蛤蚧1钱5分（去头足），白茯苓3钱，阿胶3钱（后下），北沙参3钱，川贝母1钱半，白石英4钱，女贞子4钱。

功效主治：肺肾并亏，喘咳痰血，将成劳损（《镐京直指》卷二）。

（五）清肝泻火汤

药物组成：当归4钱，生地黄3钱，胡黄连3钱，栀子3钱，龙胆草3钱，黄芩3钱，车前子3钱（外包），木贼2钱，石决明6钱，羚羊角3分，犀角5分，甘草1钱，冬虫夏草5分。

功效主治：清肝泻火。主治剑脊障症（角膜剑状混浊）。

用法：水煎服（《眼科临症笔记》）。

（六）平喘固本汤

药物组成：党参 15g，五味子 6g，冬虫夏草 3g，胡桃肉 12g，灵磁石 18g，沉香 15g，坎脐 15g，苏子 15g，款冬花 12g，法半夏 12g，橘红 6g。

功效主治：补肺纳肾，降气平喘。主治肺胀。肺肾气虚，喘咳有痰者。可用于治疗肺肾虚弱型的哮喘、慢性支气管炎等疾病。

用法：水煎服，每日分 3 次温服（《中医内科学》引南京中医学院附院验方）。

（七）平喘丸

药物组成：麻黄 21g，苦杏仁 30g，桂枝 9g，冬虫夏草 6g，香油制马钱子 6g，鹿茸 1.5g。

功效主治：养阴清肺，清热利咽。用于哮喘，偏虚寒者。

用法：上为末，炼蜜为丸。每服 3～6g，1 日 2 次（《常见病的中医治疗研究》）。

（八）加味养血生发汤

药物组成：生地黄 15g，熟地黄 15g，鸡血藤 15g，首乌藤 15g，生黄芪 30g，川芎 9g，白芍 15g，明天麻 6g，冬虫夏草 6g，墨旱莲 9g，桑椹 15g，木瓜 6g。

功效主治：滋补肝肾，养血生发。治斑秃属于肝肾不足，脉缓无力，舌苔薄白而滑，舌质淡红者。

用法：水煎服，每日 1 剂（《赵炳南临床经验集》）。

三、冬虫夏草的食疗

食疗是中华民族的祖先遗留下来的宝贵文化遗产，形成于秦汉，成熟于唐宋，兴盛于明清，寓医于食。几千年来，它与中医药一同为中华民族的繁衍昌盛和人民体质的增强作出了重要贡献。近年来，研究人员对食物的营养成分和药理成分进行了深入的研究，进一步提高了中医食疗的科学性。

冬虫夏草用作食疗，也是历史悠久的。"武则天与虫草全鸭"的民间传说虽无具体记载可考，但也间接表明民间早已开始使用冬虫夏草。明代吴敬梓在《儒林外史》中写道："奉过酒，头一碗上的是'冬虫夏草'。万雪斋请诸位吃着说道，像这样东西也是外方来的……"说明当时已经将冬虫夏草作为精品菜肴款待客人了。

时至今日，随着人们治未病意识的增强，有关冬虫夏草的食疗药膳方法也从民间流传发展到有相关专著出版。但我们也应该清醒认识到，冬虫夏草也不是"吃一补百"的神药，其讲究"性味归经"，需要对证使用方可显效。冬虫夏草的食用方法众多，除配伍中药作丸剂、研粉吞服外，还可采用炖、煮、泡酒等方法服用，现介绍几则冬虫夏草药食疗方，以供读者选用。

（一）虫草粥

原料：冬虫夏草10g，粳米60g。

制作：冬虫夏草洗净，用纱布包好，与米共煮粥，待粥成时，取出药袋，调食盐少许即可。

功效：益肺补肾。

应用：可辅助治疗气阴两虚型肺痨（肺结核）。

用法：空腹食用（《常见病单方验方》）。

（二）虫草炖甲鱼

原料：冬虫夏草10g，甲鱼1 000g，红枣20g，调料适量。

制作：将宰杀清理好的甲鱼放入炖锅中，摆上洗净的冬虫夏草、红枣，加料酒、盐、姜末、大蒜及鸡肉清汤，炖4～5小时，加适量调味品即可食用。

功效：滋阴益气，补气固精。

应用：适用于肝肾亏虚所致的阳痿遗精，早泄，性冷淡以及月经不调，带下病和病后、产后身体虚弱等（《东方药膳》）。

（三）蛤蚧定喘汤

原料：蛤蚧 1 对，猪肾 1 副，冬虫夏草 15g，法半夏 25g（打碎）。

制作：猪肾洗净去油膜，用竹刀切开，与上药共放炖盅，加水至八分满，加入姜汁、酒少许，炖 4～5 小时服之。

功效：补肺肾，益精气，止咳定喘。

应用：适用于哮喘病久未愈或因年老早泄等（《食疗汤补大全》）。

（四）虫草鸡

原料：冬虫夏草 4～5 枚，母鸡肉 500g，调料适量。

制作：将冬虫夏草、鸡肉放入砂锅内，文火煨炖至熟，调味食用（图 3-4）。

功效：补肾保肺。

应用：适应于肾虚阳痿、遗精早泄，腰膝酸软、女性阴冷等（《妙方神医》）。

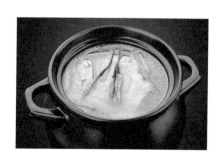

图 3-4 冬虫夏草炖鸡汤

（五）虫草瘦肉汤

原料：冬虫夏草 10g，瘦猪肉 250g。

制作：煮汤食用。

功效：补肾益肺、止咳定喘。

应用：适用于肾虚所致阳痿、遗精、早泄等（《常用食物的药用与宜忌》）。

（六）虫草全鸭

原料：冬虫夏草 10g，老雄鸭 1 只，绍酒 15g，生姜 5g，葱白 10g，胡椒粉 3g，食盐 3g，味精适量。

制作：将鸭头顺颈劈开，取 8～10 枚冬虫夏草纳入鸭头内，再用棉线缠紧，余下的冬虫夏草同姜、葱一起装入鸭腹内，放入炖盅内。再注入清汤，加食盐、胡椒粉、绍酒调味，用湿绵纸封严盅口，上蒸笼蒸约 1.5 小时，出笼后去绵纸，拣去姜、葱，加味精即成。

功效：补虚损，益肺肾，固精髓，止咳喘。

应用：适用于肺气虚或肺肾两虚。近代多用于辅助治疗肺结核、肾结核、糖尿病。

用法：可连用 4 周，久服更佳（《本草纲目拾遗》）。

（七）鹿茸虫草酒

原料：鹿茸 15g，冬虫夏草 10g，天冬 6g，白酒 750ml。

制作：上述药捣碎，酒浸密封 15 天，静置至澄清即可。

功效：补肾壮阳，益肺填精。

应用：适用于阳痿早泄、腰酸腿软、神疲乏力、劳嗽不止，病后体虚等。

用法：每日早晚各服 1 次，每饮 10 ~ 15ml（《中医房事验方集成》）。

（八）虫草参杞酒

原料：冬虫夏草 20g，人参 10g，枸杞子 60g，白酒 100ml。

制作：冬虫夏草、人参和枸杞子入酒浸泡，15 天后即可饮用。

功效：补虚益气。

应用：适用体虚乏力，食欲不振，性功能减退等证。

用法：每日早晚 20 ~ 30ml（《家庭医药》）。

（九）虫草灵芝饮

原料：冬虫夏草 6g，紫芝 5g。

制作：水煎。

应用：适用于老年人病后体虚、睡眠不宁。阴虚火旺者慎用。

用法：1日1剂，早晚各服1次，温服，连用7天（《中药秘方的家庭妙用》）。

（十）虫草花胶炖乳鸽

原料：冬虫夏草10g，乳鸽1只，花胶30g，料酒、食盐、味精、姜片适量。

制作：乳鸽去毛、内脏，洗净；冬虫夏草用温水洗净；花胶泡发，切丝洗净。取汤碗1只，放入乳鸽、冬虫夏草、花胶、姜片，加沸水适量，另加少许料酒，加盖，隔水炖3小时，用味精调味即成。

功效：补益气血。

应用：适用于病后体虚、头目眩晕、妇女带下等患者（《女性滋补养颜食谱》）。

（十一）虫草枸杞炖鲍鱼

原料：冬虫夏草6g，枸杞15g，鲍鱼60g。

制作：鲍鱼清除肠杂后，用沸水浸3小时，改用瓦锅加开水煲至熟软，加上药材炖熟（图3-5）。

功效：定喘止咳，补血柔经。

应用：适用于老年人肺气肿、肺结核虚喘痨嗽、动脉硬化、老年性白内障等症（《养生强身益寿良方精选》）。

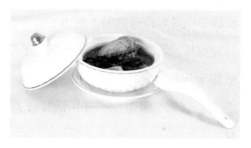

图 3-5　虫草枸杞炖鲍鱼

（十二）虫草冰糖茶

原料：冬虫夏草 5g，冰糖适量。

制作：水煎作茶饮（图 3-6）。

功效：补肺益肾。

应用：适用于肺肾气虚，久咳不愈。

用法：1 日 1 剂（《中药秘方的家庭妙用》）。

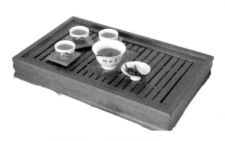

图 3-6　虫草冰糖茶

（十三）冬虫夏草酒

原料：冬虫夏草 10g，白酒 100ml。

制作：冷浸一个月后即可启用（图 3-7）。

功效：补肾益肺，增强气力，止咳化痰，平喘。

应用：适用于病后体虚，阳痿遗精，自汗盗汗，腰酸，失眠，神疲乏力，痰饮喘嗽等症。外用治疗斑秃（《中国古代养生长寿秘法》）。

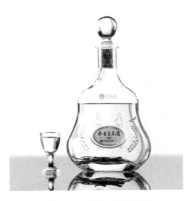

图 3-7　冬虫夏草酒

（十四）冬虫夏草蒸蛋

原料：冬虫夏草 2g，鸡蛋 2 个，冰糖 30g。

制作：将冰糖放入碗内，加水溶化，磕入鸡蛋，搅成蛋浆；冬虫夏草用温水洗净，放入鸡蛋碗内，隔水用武火蒸熟即成（图3-8）。

应用：适宜于病后体虚、久不复原，身体虚弱的患者服用。

用法：每日1剂，佐餐常食。

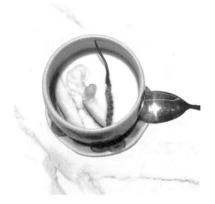

图 3-8　冬虫夏草蒸蛋

四、临床医师的用药经验

（一）肾病

冬虫夏草制剂百令胶囊能有效改善患者的血尿酸、24小时尿蛋白、肌酐、尿素氮、肾小球滤过率等指标，加快慢性肾小球肾炎患者的康复速度。金水宝胶囊具有一定保护肾脏的功能，单用可治疗慢性肾功能不全，联合坎地沙坦能治疗

2 型糖尿病肾病，联合黄精赞育胶囊可治疗男性不育症。虫草菌胶囊、天然虫草胶囊对性功能紊乱有调节及恢复效果。虫草精可有效治疗脾肾亏损衰老症状。冬虫夏草菌丝干粉制剂对急性脑梗死患者发生急性肾功能衰竭具有一定辅助治疗作用。冬虫夏草胶囊既可以明显改善肾阳虚男性腰膝酸软、动则气促、畏寒肢冷、精神萎靡、夜尿频多等肾阳虚症状，同时能够减少体内 MDA 的生成，升高血清 SOD 水平，提高人体抗氧化活性。复方手参丸对轻中度失眠症疗效较佳，还可用于糖尿病肾病的辅助治疗。人参鹿茸丸对于少精引起的不育症有较好疗效。虫草补肾胶囊可治疗少弱精子症及肝肾阴虚型 2 型糖尿病。虫草芪参胶囊对慢性肾炎肺肾气虚兼血瘀证具有较好治疗作用。

（二）支气管哮喘

冬虫夏草软胶囊可以改善支气管哮喘患者气道的炎症反应，减少其哮喘发作的次数，缩短治疗的时间。金水宝胶囊对呼吸系统功能具有调节作用，联合氟康唑可用于治疗侵袭性肺白念珠菌病；联合麻黄桂枝汤加减可有效缓解老年急性支气管哮喘。百令胶囊临床常用于辅助治疗肺肾两虚引起的咳嗽、气喘等呼吸系统疾病。至灵胶囊可以调节血清 IgE 水平，抑制超敏反应，改善支气管哮喘患者肺功能。

（三）肿瘤

发酵虫草菌粉制剂（金水宝胶囊、百令胶囊、至灵胶囊等）能有效改善肺癌患者放化疗后疲乏感、消化道不良反应、免疫力降低、各种并发症等。虫草胶囊对肺癌等恶性肿瘤有辅助治疗作用。清肺散结丸对肺鳞癌、腺癌、小细胞性未分化癌，中医辨证为气滞血风型、气热内热型、气阴两虚型者疗效较好。复方虫草口服液可以改善化疗所致的免疫功能低下，可辅助治疗各种恶性肿瘤。

（四）肺病

冬虫夏草可用于辅助治疗慢性阻塞性肺疾病。将冬虫夏草加入人参蛤蚧散中，制成胶囊可改善阻塞性肺气肿。在治疗慢性阻塞性肺疾病方面，百令胶囊有助于显著改善该病稳定期患者免疫功能，金水宝胶囊联合噻托溴铵粉吸入剂可明显改善临床症状和肺功能。据文献报道，河车虫草胶囊联合八段锦锻炼能减轻气道炎症，延缓肺功能进行性下降，可用于治疗慢性阻塞性肺疾病。

（五）血液系统疾病

虫草发酵菌丝胶囊对急性白血病、白细胞增高、再生障碍性贫血和血红蛋白减少患者恢复正常疗效明显。虫草胶囊可有效治疗血小板减少症。人工虫草胶囊对高脂血症具有明显疗效。

（六）心脏病

冬虫夏草胶囊治疗慢性心功能不全有显著疗效。虫草菌颗粒对冠心病心绞痛有一定治疗作用。虫草菌胶囊治疗心律失常疗效明显。

五、冬虫夏草的禁忌证

冬虫夏草作为一种名贵滋补品，属于补益类中药，不可滥用，必须根据体质辨证进补，有的放矢。传统中医认为，药物都有一定偏性，冬虫夏草也不例外，对症治疗使用后才能显示效果，健康人群最好不要乱用，尤其是特殊人群更要注意，否则不仅起不到养生滋补的作用，还会给身体健康带来危害。现在我们来看看关于食用冬虫夏草的禁忌证。

（一）婴幼儿、儿童及青少年不宜服用

婴幼儿生长发育旺盛，生机蓬勃，而冬虫夏草具有与雄性激素相似的作用，总体上有助阳的功效，对本身阳气旺盛的婴幼儿来说反而起到不好的作用，可能诱发其机体免疫紊乱，出现胃肠及其他疾病。此外，儿童也不适合用冬虫夏草进补，可能会引起性早熟。青少年身体修复能力强，没有必要吃冬虫夏草。

（二）湿热体质者不宜服用

中医辨证为湿热体质者，常见面部和鼻尖油光发亮，脸生粉刺，皮肤瘙痒，女性带下色黄，男性阴囊潮湿多汗等，服用冬虫夏草恐加重湿热体质。

（三）怀孕后期及开始哺乳的妇女不宜服用

怀孕后期，婴儿已经发育成形，过分进补易导致婴儿体重增加对分娩过程不利。而在哺乳期内，母亲的体内成分会随母乳进入到婴儿体内，也不宜服用。

（四）实证患者不宜服用

冬虫夏草理诸虚百损，但对正气尚未虚衰的实证患者，比较多见如外感的早、中期，高热或是燥热甚至是声高气粗、舌质发红、腹痛拒按、二便不通、脉实有力等，服用冬虫夏草可能会加重病症。

（五）阴虚火旺者不宜服用

阴虚火旺虽实为虚证，但如果盲目进补冬虫夏草，则可能导致上火。

六、不良反应及处理方法

冬虫夏草属于天然的滋补品，本身副作用较少。近年来，有报道少数人使用冬虫夏草及相关制剂出现不良反应，主要有：①过敏，如皮肤瘙痒、皮疹等；②消化系统见胃肠排空抑制而出现便秘、腹胀、嗳腐、纳差等胃肠蠕动减缓症状；③心血管系统有报道口服后可出现Ⅰ度房室传导阻滞及心慌闷气，心前区疼痛，心包摩擦音等心包炎征象；④内分泌系统可致月经紊乱，如月经提前、量多、闭经等症；⑤肾功能不全恶化等。

（一）过敏反应

1. 冬虫夏草引起皮疹　患儿男性，4岁，因长期咳嗽、肺喘，中医建议服用冬虫夏草，患儿父母自行从药店购买冬虫夏草，早晨用2g冬虫夏草加米熬粥服用；近中午，患儿父母发现患儿头、颈部出现少量红色点状丘疹，并伴有瘙痒，因症状不严重，没有引起患儿父母重视，也没有细问是何时出现以上症状的；晚上，症状自行消失。三天后，再次以2g冬虫夏草熬粥给患儿服用，患儿约半小时后全身出现红色点状丘疹并伴有较严重的瘙痒，遂带患儿到医院就诊，经医师询问诊断，认为属于服用冬虫夏草导致的过敏，建议停用冬虫夏草。患儿当天瘙痒基本缓解，第二天过敏症状完全消失。

2. 冬虫夏草引起Ⅰ型变态反应 患者女，12岁，学生。素有咳嗽、气喘病史，每于受凉、疲劳而易发。因淋雨上症复发，服生脉饮合桑菊饮而愈。之后其母取冬虫夏草15g、老雄鸭1只煮汤，服后约10分钟，即感咽痒、喷嚏、流泪涕，继则胸闷，咽阻感伴心慌、气急、喘息，面色苍白，自汗，唇发绀就诊。经医师诊断为冬虫夏草致Ⅰ型变态反应，立即吸氧，异丙嗪肌内注射，静脉滴注氨茶碱、地塞米松和维生素C等药缓解。

3. 金水宝胶囊引起皮疹 患者男，27岁，因"反复颜面部及双下肢浮肿2年，再发2天"拟"肾病综合征复发"入院。予金水宝胶囊3粒，1日3次口服治疗；双嘧达莫片4片，1日3次口服治疗；泼尼松60mg，口服治疗及相关的辅助检查。当日晚餐后30分钟患者服用金水宝胶囊及双嘧达莫片约10小时后，患者前胸后背、双上肢及双下肢出现红斑伴明显瘙痒，且见多处散在皮疹。患者既往在家一直有服用双嘧达莫片，从未出现过类似情况。期间未使用过其他药物，医师考虑为金水宝胶囊引起的不良反应，予停金水宝胶囊口服，立即予马来酸氯苯那敏 1 片口服，1 小时后，患者仍诉瘙痒明显，予地塞米松 5mg 加 50% 葡萄糖 20ml 静脉推注后，瘙痒逐渐缓解，大约两天后，患者身上的红斑及皮疹消退；停用金水宝胶囊后，患者未再出现类似症状。

4. 宁心宝胶囊引起药疹　患者男，35 岁，因心跳间歇感伴阵发胸闷、乏力 3 个月入院。既往体健，无药物过敏史。检查结果提示窦性心动过缓、偶发室性及房性期前收缩。给予刺五加片、宁心宝胶囊后 3 天内无明显不适，第 4 天开始双上肢、颈背部及胸部奇痒，随后出现密集米粒大小的红丘疹，立即停用宁心宝胶囊，1 周后丘疹逐渐消失。患者再次服用此药，次日丘疹再现且加重，立即停用该药，给予泼尼松片、维生素 C，1 周后丘疹渐消失，留有色素沉着。

另有报道，一名男性患者，40 岁，因室性心律失常，服用利多卡因、苯妥英钠、盐酸美西律、普罗帕酮等抗心律失常药物后有一定疗效，但劳累和情绪波动后加重。5 个月前开始服用宁心宝胶囊，1 次 2 粒，1 日 3 次，约 1 周后，患者出现全身皮肤瘙痒，严密观察下继续用药约 1 个月后仍全身瘙痒不止。停服宁心宝胶囊约 8 日后，瘙痒消失。停服其他药物 10 日，再服宁心宝胶囊，1 周后又现全身瘙痒，停用宁心宝胶囊1周，瘙痒再次消失。

5. 金水宝致过敏性紫癜 患者女，62岁，有高血压、心脏病史，无药物及食物过敏史。一直服用复方丹参片、酒石酸美托洛尔片、复方卡托普利片，此次就诊后加服金水宝，1次3粒，1日3次。3日后感到乏力、嗜睡、全身不适、食欲不振、下肢皮肤出现散在红点状斑丘疹，未引起重视，继续服药1日后皮肤斑丘疹明显增多，检查后诊断为过敏性紫癜，停服金水宝，抗过敏治疗，1周后紫癜逐渐减少，再服金水宝1日后下肢紫癜加剧，立即停该药，对症治疗数日后紫癜消退。

小贴士

　　"过敏"一词在日常生活中应用较多，有报道指出，全球30%～40%的人被过敏的问题所困扰。那过敏究竟是什么呢？简单地讲，人体的免疫系统就好比一支训练有素的部队，他们一旦发现有破坏分子入侵，就会发起攻击，直到把坏人消灭为止。但是一旦这支部队失去了甄别破坏分子的能力，错误地把自己人当作破坏分子攻击，就会使自身机体受损，这种情况就是我们平常所说的过敏。大多数情况下过敏反应并不严重，但有时也可能发生致命的过敏性休克。

引起过敏的因素很多，但概括起来就两个条件：过敏体质和接触过敏原。常见的过敏原有花粉、尘螨、动物毛、海鲜、奶制品、染发剂、化妆品等。前文中所讲的冬虫夏草过敏属于药物性过敏，也叫药物变态反应，是因用药引起的过敏反应。生活中，我们最熟悉的能引起人体过敏的药物非青霉素莫属，因为一遇到感冒发热，医师就会询问患者是否对青霉素过敏。

（二）消化道系统不良反应

冬虫夏草引起胃肠排空抑制

患者女，58岁，脘腹胀满半月，食欲极差，伴暖气作腐，大便六七日一行且干燥，近2～3日只饮少量热水仍腹胀如故，全身倦怠乏力。既往体健，无暴饮暴食，3个月前开始服用冬虫夏草，1次1g，1日2次。上消化道钡餐透视示胃蠕动迟缓，2小时胃内未排空，其他均正常。嘱其停服冬虫夏草，予健脾行滞中药6剂后腹胀消失，饮食正常。

（三）心血管系统不良反应

冬虫夏草精胶囊引起Ⅰ度房室传导阻滞

患者女，29 岁，因发热、咽痛、干咳 2 日入院。既往身体健康。诊断为急性上呼吸道感染，抗炎治疗基础上加口服冬虫夏草精胶囊 500mg，1 日 3 次。2 日后症状消失，复查心电图示窦性心律、Ⅰ房室传导阻滞。停止输液，其余治疗不变，加口服阿托品片 0.3mg，1 日 3 次。连服 7 天无效。查血清钾、钠、氯、钙、抗链球菌溶血素 O、心肌酶学均未见异常。停用冬虫夏草精胶囊，2 天后复查心电图正常。

（四）内分泌系统不良反应

冬虫夏草精片引起闭经

患者女，23 岁，未婚。因闭经 62 天就诊。患者在 3 月前因频发性室性期前收缩开始服用冬虫夏草精片，每次 3 片，1 日 3 次。服用后未见月经来潮。以往月经史正常，经体检未发现其他异常。停服冬虫夏草精片 18 天后，月经来潮。随访半年，月经已恢复正常。

（五）肾功能恶化

冬虫夏草引起肾功能急性恶化

患者女，50岁，因反复浮肿、腰痛2年，加重1个月入院。诊断为慢性肾小球肾炎，慢性肾功能不全终末期（尿毒症期）。对症处理2周后病情渐稳定，水肿消退。后患者日服冬虫夏草10条，连服十余天后，鼻翼两旁突现大片红斑，并渐感头痛、烦躁、颜面及四肢浮肿加重，鼻衄、尿少、舌淡暗、苔黄腻，脉细数。肾功能急剧恶化。立即停用冬虫夏草，予抗过敏处理，病情仍无好转，后改行腹膜透析置管术，术后病情很快好转，恢复使用除冬虫夏草外，肾功能急性恶化前所用药物均未发现类似不良反应。

[1] 王莹.古文献对冬虫夏草的记载考释 [J].中国食用菌 , 2019, 38(12): 115-117.

[2] 马松.中国古代文学中关于冬虫夏草的记载 [J].中国食用菌 , 2019, 38(08): 111-113.

[3] 李静.我国古代文献中冬虫夏草的考辩 [J].中国食用菌 , 2019, 38(04): 75-77.

[4] 芦笛.20 世纪初以前西方学者对中国冬虫夏草的记载和研究 [J]. 菌物研究 , 2014, 12(04): 233-244.

[5] 蒋三俊.冬虫夏草略考 [J].特种经济动植物 ,2001, 4(6): 11-12.

[6] 陈士瑜.明清笔记小说中的冬虫夏草 [J].中国食用菌 , 1993, 12(4): 7-8.

[7] 陈守常.虫草考证 [J].农业考古 , 1993,(01): 161-163.

[8] 祝振纲.冬虫夏草考 [J].上海中医药杂志 , 1956,(10): 43-44.

[9] 刘泓.天赐的灵丹妙药：冬虫夏草 [M].上海：上海科学普及出版社 , 2011.

[10] 陈启武,夏群香,陈莎.虫草与蜜环菌 [M].贵阳：贵州科技出版社 , 2003.

[11] 芦笛.古代汉藏文献所载冬虫夏草研究 [J].西部学刊 , 2014,000(002):

71-75.

[12] 郑依玲，梅全喜，李文佳，等. 冬虫夏草的药用历史及现代服用方法探讨 [J]. 中药材 , 2017, 40(11): 2722-2725.

[13] 张晓峰，刘海青，黄立成. 中国虫草研究历史·资源·科学 [M]. 西安：陕西科学技术出版社 , 2008.

[14] 董彩虹. 序言 II 冬虫夏草：从科学到产业 [J]. 菌物学报 , 2016,35 (04): 369-374.

[15] 王锦锋，王忠，吴鸿雪，等. 冬虫夏草菌侵染蝙蝠蛾幼虫的研究进展 [J]. 亚热带农业研究 , 2018, 14(4): 284-288.

[16] 黎智俊. 青海省果洛州特色经济发展调查 [J]. 青海金融 ,2019, (9): 36-39.

[17] 陕丰宝. 黄南州冬虫夏草资源调查及分析 [J]. 青海草业 ,2017, 26(4): 32-34.

[18] 刘兆红，李玉玲. 玉树州冬虫夏草资源与分布 [J]. 草业与畜牧 , 2006, (12): 34-36.

[19] 旦久罗布. 冬虫夏草采挖的负面效应及发展对策 [J]. 现代农业科技 , 2019, (13): 91-92.

[20] 陈仕江，尹定华，李黎，等. 西藏那曲地区冬虫夏草资源及分布 [J]. 中药材 , 2000, 23(11): 673-675.

[21] 董彩虹，李文佳，李增智，等. 我国虫草产业发展现状、问题及展望——虫草产业发展金湖宣言 [J]. 菌物学报 , 2016, 35(1): 1-15.

[22] 国家药典委员会. 中华人民共和国药典：一部 [M]. 2020 年版 . 北京：中国医药科技出版社 , 2020.

[23] 国家药典委员会. 中华人民共和国药典临床用药须知 [M]. 2015 年

版.中药饮片卷.北京:中国医药科技出版社,2017.

[24] 广东省药品监督管理局.广东省中药材标准:第三册[S].广州:广东科技出版社,2018.

[25] 中国中药协会.无公害繁育冬虫夏草药材及饮片重金属及有害元素的最大残留限量:T/CATCM 009-2019[S].北京:中国标准出版社,2020.

[26] 昝珂,崔淦,过立农,等.一测多评法同时测定冬虫夏草中5个核苷类成分的含量[J].药物分析杂志,2018,38(4):630-635.

[27] 昝珂,黄莉莉,过立农,等.基于特征图谱及多指标成分含量的冬虫夏草野生与人工繁育品比较研究[J].中国中药杂志,2017.

[28] 李文庆,孙敏甜,李文佳,等.HPLC-ELSD法同时测定冬虫夏草中3个甾醇的含量[J].时珍国医国药,2018,29(4):862-864.

[29] 过立农,张美,刘杰,等.冬虫夏草人工繁育品与野生品基于甾醇特征图谱的比较研究[J].中国药事,2017,31(08):951-959.

[30] 陈小秋,刘宝玲,赵中振,等.冬虫夏草与其混淆品的性状及显微鉴别研究[J].中国中药杂志,2011,36(09):1141-1144.

[31] 高明,王俊升,曾金玲,等.冬虫夏草与几种常见伪品的鉴别[J].中药材,2011,34(02):213-216.

[32] 唐毅,陈仕江,马开森.名贵中药材冬虫夏草的真伪经验鉴别[J].重庆中草药研究,2008(02):1-3,7.

[33] 华蓉,黄怀容,何容,等.神奇的药用真菌——蝉花[J].中国食用菌,2016,35(04):84-86.

[34] 张美,方清茂,周先建.四川古尼虫草生态生物学特性考察报告[J].中国现代中药,2014,16(01):38-40.

[35] 陈小秋，刘宝玲，赵中振，等．冬虫夏草与其混淆品的性状及显微鉴别研究 [J]. 中国中药杂志，2011, 36(09): 1141-1144.

[36] 林海伦．冬虫夏草伪品——亚香棒虫草的鉴别 [J]. 药物分析杂志，1994(01):58-59.

[37] 丘翠嫦，戴斌，王少珩．新疆虫草的生药鉴定及氨基酸分析 [J]. 中药材，1991(12): 20-22.

[38] 周佩文，赵光树．冬虫夏草的真伪优劣检定 [J]. 中草药，2002(9): 852-853.

[39] WANG Y, YIN H, LV X, et al. Protection of chronic renal failure by a polysaccharide from Cordyceps sinensis [J]. Fitoterapia, 2010, 81(5): 397-402.

[40] LIU A, WU J, LI A, et al. The inhibitory mechanism of Cordyceps sinensis on cigarette smoke extract - induced senescence in human bronchial epithelial cells[J]. International Journal of COPD, 2016, 11(1): 1721-1731.

[41] 蔡宏伟，李润峰，许玲华，等．鲜冬虫夏草水提物抗不同致病因子致肺部炎症的药效评价 [J]. 时珍国医国药,2018, 29(2):294-298.

[42] 郭之强，颜春松．冬虫夏草及地塞米松对 SD 大鼠急性支气管哮喘肺组织 AQP1 表达的影响 [J]. 山东医药，2011, 51(21): 23-25.

[43] 王作生．冬虫夏草养生药膳（中华名中药养生丛书)[M]. 青岛：青岛出版社，2013.

[44] 周斌，蒋庆锋．服用冬虫夏草致小儿过敏一例分析 [J]. 中国民族民间医药，2012, 21(15): 125.

[45] 张玉萌，杨洁，刘萍，等．试述补益类中草药的不良反应 [J]. 药物

不良反应杂志 , 2002,(01): 22-25.

[46] 谢俊大 . 冬虫夏草及其人工制剂的不良反应 [J]. 国际中医中药杂志 ,
2010, 32(6): 565-566.

[47] 马宏伟 , 刘荣国 , 杨文钰 , 等 . 手参丸治疗糖尿病肾病 40 例临床观
察 [J]. 中国民族民间医药杂志 , 2015(24): 71-72.

[48] 主父瑶 . 河车虫草胶囊联合八段锦治疗慢性阻塞性肺疾病稳定期
疗效观察 [J]. 西部中医药 , 2018, 31(03): 89-91.

图书在版编目（CIP）数据

探秘冬虫夏草 / 王淑红，康帅主编. — 北京：人民卫生出版社，2020.11（2022.8 重印）

ISBN 978-7-117-30910-3

Ⅰ.①探… Ⅱ.①王… ②康… Ⅲ.①冬虫夏草－基本知识 Ⅳ.①R282.71

中国版本图书馆 CIP 数据核字（2020）第 226343 号

| 人卫智网 | www.ipmph.com | 医学教育、学术、考试、健康，购书智慧智能综合服务平台 |
| 人卫官网 | www.pmph.com | 人卫官方资讯发布平台 |

探秘冬虫夏草
Tanmi Dongchongxiacao

主　　编：王淑红　康　帅
出版发行：人民卫生出版社（中继线 010-59780011）
地　　址：北京市朝阳区潘家园南里 19 号
邮　　编：100021
E - mail：pmph @ pmph.com
购书热线：010-59787592　010-59787584　010-65264830
印　　刷：中农印务有限公司
经　　销：新华书店
开　　本：850 × 1168　1/32　印张：6
字　　数：105 千字
版　　次：2020 年 11 月第 1 版
印　　次：2022 年 8 月第 2 次印刷
标准书号：ISBN 978-7-117-30910-3
定　　价：46.00 元

打击盗版举报电话：010-59787491　E-mail: WQ @ pmph.com
质量问题联系电话：010-59787234　E-mail: zhiliang @ pmph.com